现代临床骨科护理

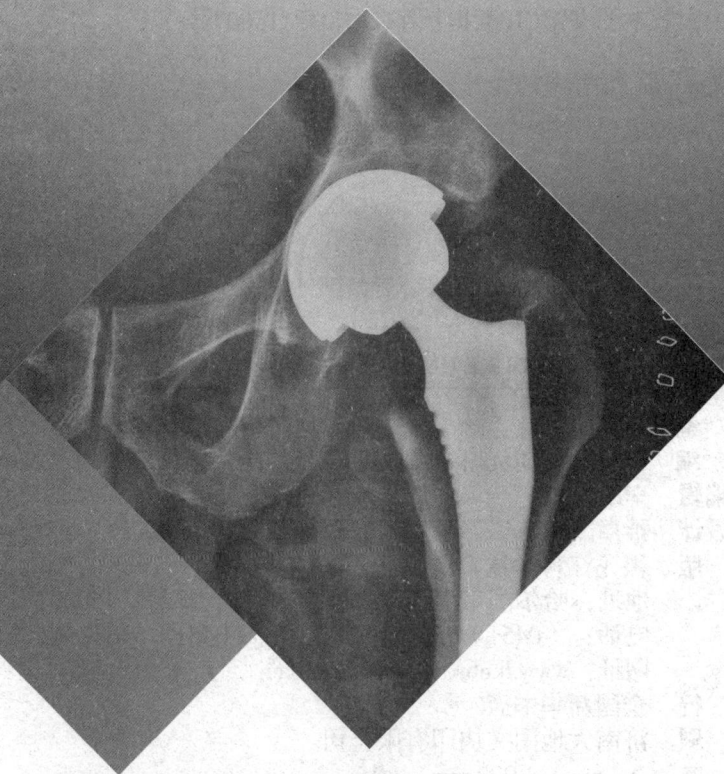

主 编 赵龙桃 叶 玲 张玉清 吴润莉 慎 柳

XIANDAI LINCHUANG
GUKE HULI

黑龙江科学技术出版社

图书在版编目（CIP）数据

现代临床骨科护理 / 赵龙桃等主编. -- 哈尔滨：
黑龙江科学技术出版社, 2018.2
ISBN 978-7-5388-9753-1

Ⅰ.①现… Ⅱ.①赵… Ⅲ.①骨科学—护理学 Ⅳ.
①R473.6

中国版本图书馆CIP数据核字(2018)第115007号

现代临床骨科护理
XIANDAI LINCHUANG GUKE HULI

主　　编　赵龙桃　叶　玲　张玉清　吴润莉　慎　柳
副主编　李　巧　胡江琳　覃文君　彭雪玲　鲁　玲　刘　旭
责任编辑　李欣育
装帧设计　雅卓图书
出　　版　黑龙江科学技术出版社
　　　　　地址：哈尔滨市南岗区公安街70-2号　邮编：150001
　　　　　电话：（0451）53642106　传真：（0451）53642143
　　　　　网址：www.lkcbs.cn　www.lkpub.cn
发　　行　全国新华书店
印　　刷　济南大地图文快印有限公司
开　　本　787 mm×1 092 mm　1/16
印　　张　9
字　　数　226千字
版　　次　2018年2月第1版
印　　次　2018年2月第1次印刷
书　　号　ISBN 978-7-5388-9753-1
定　　价　88.00元

·前　言·

　　随着医学的发展，骨科疾病的诊疗取得了令人瞩目的成就。新技术不仅用于各部位关节的手术治疗，还可在关节外应用。但是，由于缺乏正确、系统的护理方法，很多骨科疾病患者没有得到及时有效的预防、治疗、护理和康复，使疾病延误、加重，有的术后没有注重康复训练，术后关节难以恢复。所以我们编写此书，希望共享最新学术进展，方便医者在治疗中参考使用。

　　本书主要讲述了骨关节疾病的护理，主要包括骨科患者一般护理常规及流程、骨科疾病护理常规、骨科常用检查治疗技术及护理、骨科常见评估及规范、骨科康复训练护理规范及流程、骨科快速康复护理临床路径，以及关节镜手术及康复护理。本书紧扣临床，简明实用，内容丰富，资料新颖。

　　作者编写过程中，参阅了大量相关专业文献。再次对作者的辛勤劳作表示感谢。由于作者的临床经验及编书风格有所差异，加之时间仓促，故各章衔接尚有不足之处，错误与欠缺在所难免，希望诸位同道指正和批评。

编　者

2018 年 2 月

·目 录·

第一章

骨科患者一般护理常规及流程

第一节　骨科院前急救护理常规

（一）院前急救护理

院前急救护理指危重急症发病后至入院接诊之前的所有护士处理过程，其主要内容包括现场处理和转运工作。

（二）院前急救用物

急救箱：急救器材、急救药品、敷料。

（三）院前急救护理步骤

（1）协助患者脱离危险环境，启动医院急救小组。

（2）应根据患者病史进行体格检查，初步判断有无危及生命的危险。

（3）患者呼吸心跳骤停，立即行心肺复苏操作，待其他医护人员到达后协助医生完成各项急救治疗，如除颤、气管插管、气囊辅助呼吸、建立静脉通路等。

（4）外伤患者进行基本处置，如止血、包扎、固定等。

（5）病情允许下安置于就近病区抢救，搬运时根据患者受伤情况选择相应的转运方式，如脊柱骨折患者采用三到四人搬运法，骨盆骨折患者需要平托髋部。

（6）协助急救小组完成患者转运后，遵医嘱进行下一步的治疗及护理。

（四）院前急救护理注意事项

（1）早期院前急救应该根据具体情况，因地制宜，权衡利弊，力争做到安全、准确、合理。

（2）现场呼救人员应详细说明事故发生的具体地点和时间、事故发生的性质、伤病员的数目，估计危重病员的数目。

（赵龙桃）

第二节　骨科疾病一般护理常规

1. 病情观察

（1）对于行牵引和石膏固定的患者，要观察患肢末梢血液循环，触摸动脉，做好班班交接。

（2）观察患肢石膏、支具、牵引装置是否妥当，保持固定效果及有效牵引。

2. 饮食与休息　遵医嘱进食，饮食需保证富含高蛋白、高热量、高维生素、纤维素。卧硬板床，必要时垫气垫床，床铺整洁干燥，预防压疮。

3. 体位

（1）骨折部位固定于功能位。

（2）石膏固定者避免石膏变形、断裂。

（3）取平卧位，上肢抬高高于心脏；下肢垫枕，高于心脏水平 10～20cm，预防肢体肿胀。

4. 疼痛护理　及时评估患者疼痛情况，必要时遵医嘱给予镇痛剂，缓解疼痛，保证睡眠。

5. 完成各项准备　遵医嘱术前做好药敏试验、备血，讲解手术相关知识及术前注意事项，做好术后用物准备。

6. 适应性训练　指导患者进行床上大小便和翻身训练，教会患者功能锻炼的方法。

7. 心理护理　向患者及家属做好解释工作，鼓励患者排除恐惧和焦虑心理，取得患者信任，使患者积极配合治疗，能够早日康复。

8. 健康指导　对长期卧床者，加强基础护理，预防并发症的发生。入院后即进行功能锻炼指导，预防肌肉萎缩、关节僵硬、下肢深静脉血栓等。

（赵龙桃）

第三节　骨科危重症患者护理常规

1. 病情观察　密切观察患者神志、生命体征、血氧饱和度及肢体血运、感觉、自主活动情况，迅速开放静脉通路，遵医嘱给予吸氧、心电监测；备好吸引器、气管切开包，置抢救车于床旁。

（1）开放性骨折或外伤大出血患者应评估出血量（迅速失血超过总血量 20% 或出血量达到 800ml 时，即发生休克），必要时遵医嘱记录出入量。

（2）患者如出现胸闷、呼吸困难加重、烦躁不安，提示病情加重；有窒息危险时，可采用面罩给氧，开放气道，通知医生，必要时行气管插管或气管切开。

2. 饮食与休息　遵医嘱进适当饮食，需保证摄入的食物富含高蛋白、高热量、高维生素、高纤维素。

3. 体位　卧气垫床，根据病情取相应的体位，休克患者采取中凹位。

4. 疼痛护理　及时评估患者疼痛情况，必要时遵医嘱给予镇痛剂，缓解疼痛，保证睡眠。

5. 完成各项准备　做好急诊手术准备。

（1）妥善固定各种引流管，保持通畅，防止滑脱，观察引流液的颜色、性状、准确计量，及时更换。

（2）根据各项风险评估结果，采取相应的预防和护理措施。

（3）正确安全给药，用药过程中密切观察病情，发现异常及时与医生联系，做好处理并及时记录。

（4）落实基础护理，做好口腔护理、皮肤护理、会阴护理、排便护理等，满足患者生活需求，指导患者进行主动功能锻炼及被动功能锻炼，预防并发症。

6. 适应性训练

（1）搬运患者时采用平托法，固定患肢，防止再次损伤。

（2）对于昏迷、神志不清、烦躁不安的患者，应采用保护措施，使用床栏、约束带等。

7. 心理护理　向患者及家属做好解释工作，鼓励患者排除恐惧和焦虑心理，取得患者信任，使其积极配合治疗。

8. 健康指导　根据病情对患者或家属做好疾病相关知识及用药宣教，指导患者或家属做好术前、术后个人准备。

（赵龙桃）

第四节　骨外科疾病围术期护理常规

（一）术前护理

1. 常规护理　执行外科疾病一般护理常规。

2. 完善辅助检查　术前做好药敏试验，备血，指导患者进行床上大小便训练，教会患者功能锻炼的方法。

（1）协助患者沐浴/擦浴、更衣，修剪指/趾甲，取下配饰。

（2）术前一日晚上保证睡眠，必要时使用镇静剂。

（3）术日晨测量生命体征，备齐药品，执行术前医嘱，与手术室护士交接并签名。

3. 体位　根据病情遵医嘱取合适体位。

4. 观察病情变化　观察生命体征及评估全身情况。

5. 心理护理　讲解手术相关知识及术前注意事项，缓解患者紧张、焦虑情绪。

（二）术后护理

1. 常规护理　执行骨外科疾病一般护理常规。

2. 体位与活动　根据麻醉方式安置患者，取合适体位及功能锻炼。

3. 饮食护理　术后6h内禁食水，6h进普通饮食，以高钙、高蛋白、高纤维素饮食为主，同时指导患者多饮水，每日饮水量达2 000~3 000ml。

4. 病情观察

（1）持续心电监护及吸氧，严密监测生命体征及尿量。

（2）观察患肢血运循环及运动感觉。

（3）保持切口敷料清洁干燥，渗血渗液及时报告医生，给予更换处理。

（4）保持引流管通畅，观察记录引流液颜色、性质、量并记录，异常情况及时报告医生给予处理。

5. 疼痛处理　术后疼痛者按疼痛护理规范进行护理，必要时遵医嘱给予镇痛药。

6. 预防并发症

（1）出血：遵医嘱给予止血药物。

（2）感染：严格无菌操作，保持切口敷料清洁干燥；指导患者有效咳嗽及深呼吸，预防肺部感染；指导患者保持会阴部清洁，留置导尿者每日行尿道口护理，患者多饮水，预防泌尿系感染。

（3）下肢深静脉血栓：早期指导患者行功能锻炼；病情允许情况下鼓励患者早期下床活动；遵医嘱给予抗凝药物。

（4）关节僵硬、肌肉萎缩：早起指导患者行功能锻炼。生命体征平稳、麻醉恢复后，协助患者进行功能锻炼。

7. 健康教育及出院指导

（1）功能锻炼原则，全身和局部情况兼顾，以恢复固有的生理功能为主，主动活动为主，配合必要的被动活动。遵循循序渐进的原则，以患者不感到疼痛和疲倦为度。

（2）饮食指导：以清淡、高钙、高蛋白、高纤维素饮食为主，多饮水，每日 2 000 ~ 3 000ml。

（3）保持敷料、石膏清洁干燥，切口出现红、肿、热、痛立即就医。

（4）按时复诊。

（赵龙桃）

第五节　骨科患者术前护理

1. 目的　为手术做好充分准备，确保手术顺利进行，降低手术差错，提高护理质量。
2. 流程内容　如下图所示：

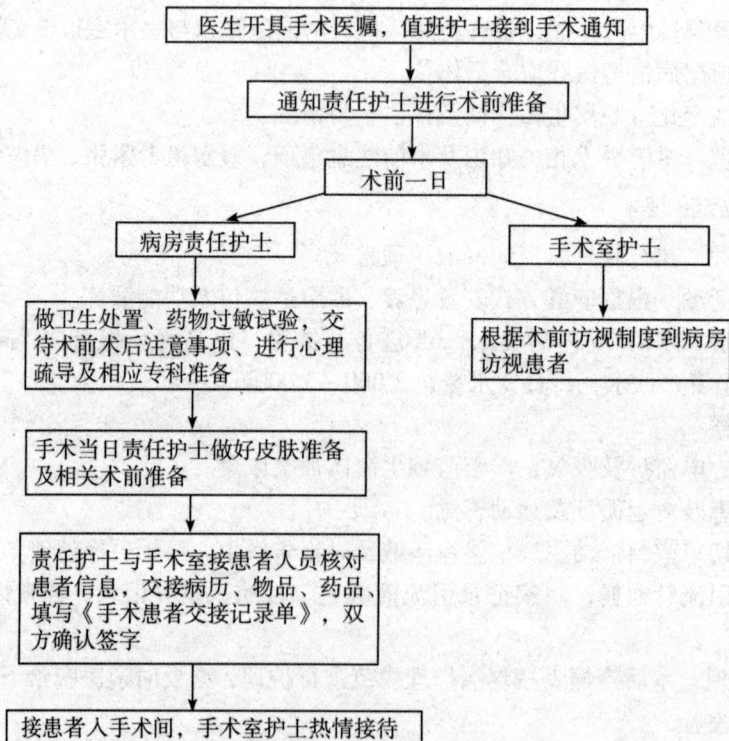

```
医生开具手术医嘱，值班护士接到手术通知
                  │
                  ▼
      通知责任护士进行术前准备
                  │
                  ▼
             术前一日
            ┌────┴────────────────┐
            ▼                      ▼
       病房责任护士            手术室护士
            │                      │
            ▼                      ▼
  做卫生处置、药物过敏试验，交    根据术前访视制度到病房
  待术前术后注意事项、进行心理    访视患者
  疏导及相应专科准备
            │
            ▼
  手术当日责任护士做好皮肤准备
  及相关术前准备
            │
            ▼
  责任护士与手术室接患者人员核对
  患者信息，交接病历、物品、药品、
  填写《手术患者交接记录单》，双
  方确认签字
            │
            ▼
  接患者入手术间，手术室护士热情接待
```

（赵龙桃）

第六节　骨科患者的术后护理

1. 目的　正确执行术后护理流程，确保患者术后各种管道通畅，及时观察病情，正确执行医嘱，严格交接班，促进患者早日康复。

2. 流程内容　如下图所示。

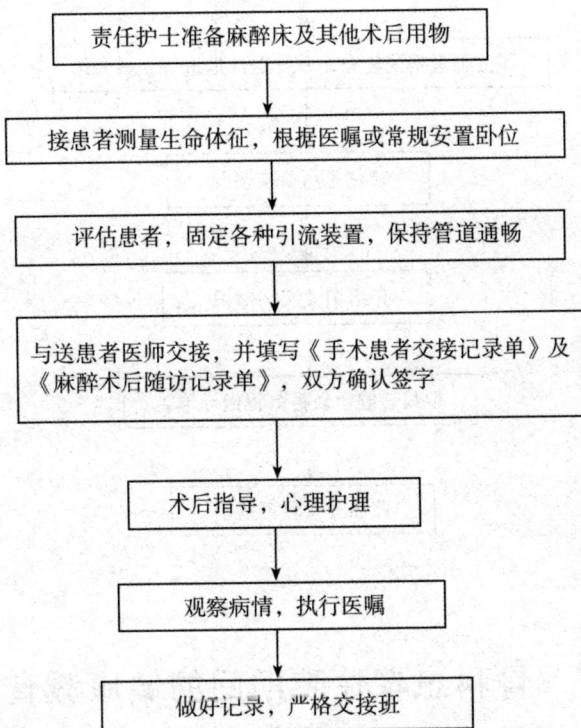

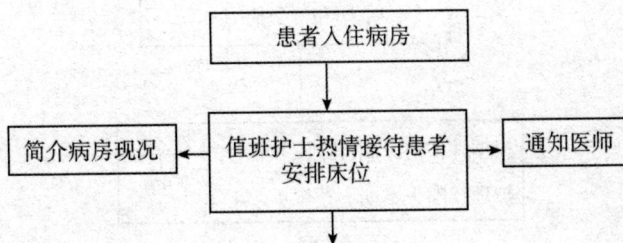

```
          ┌─────────────────────────────────┐
          │  责任护士准备麻醉床及其他术后用物  │
          └─────────────────────────────────┘
                          │
                          ▼
          ┌─────────────────────────────────────┐
          │  接患者测量生命体征，根据医嘱或常规安置卧位  │
          └─────────────────────────────────────┘
                          │
                          ▼
          ┌─────────────────────────────────────┐
          │  评估患者，固定各种引流装置，保持管道通畅  │
          └─────────────────────────────────────┘
                          │
                          ▼
          ┌─────────────────────────────────────┐
          │  与送患者医师交接，并填写《手术患者交接记录单》及  │
          │  《麻醉术后随访记录单》，双方确认签字        │
          └─────────────────────────────────────┘
                          │
                          ▼
          ┌─────────────────────────┐
          │      术后指导，心理护理      │
          └─────────────────────────┘
                          │
                          ▼
          ┌─────────────────────────┐
          │      观察病情，执行医嘱      │
          └─────────────────────────┘
                          │
                          ▼
          ┌─────────────────────────┐
          │    做好记录，严格交接班      │
          └─────────────────────────┘
```

（赵龙桃）

第七节　骨科患者入院的健康教育流程

1. 目的　帮助患者形成正确的行为和观念，通过健康教育促进患者的康复。

2. 流程内容　如下图所示：

```
                  ┌─────────────┐
                  │  患者入住病房  │
                  └─────────────┘
                          │
                          ▼
   ┌──────────┐   ┌─────────────────┐   ┌──────────┐
   │ 简介病房现况 │◄──│  值班护士热情接待患者  │──►│  通知医师  │
   └──────────┘   │    安排床位        │   └──────────┘
                  └─────────────────┘
                          │
                          ▼
```

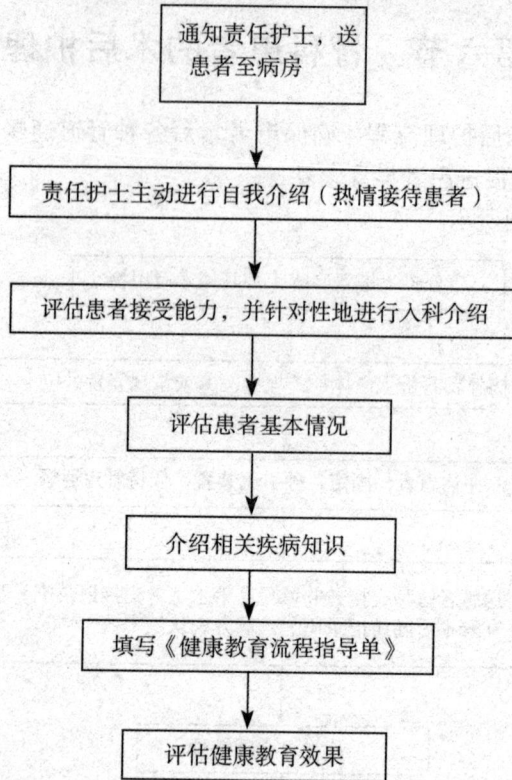

```
┌─────────────────────┐
│  通知责任护士,送      │
│  患者至病房          │
└─────────────────────┘
          │
          ▼
┌──────────────────────────────────┐
│  责任护士主动进行自我介绍(热情接待患者)  │
└──────────────────────────────────┘
          │
          ▼
┌──────────────────────────────────┐
│  评估患者接受能力,并针对性地进行入科介绍  │
└──────────────────────────────────┘
          │
          ▼
┌─────────────────────┐
│  评估患者基本情况      │
└─────────────────────┘
          │
          ▼
┌─────────────────────┐
│  介绍相关疾病知识      │
└─────────────────────┘
          │
          ▼
┌─────────────────────────┐
│  填写《健康教育流程指导单》  │
└─────────────────────────┘
          │
          ▼
┌─────────────────────┐
│  评估健康教育效果      │
└─────────────────────┘
```

(叶 玲)

第八节　骨科患者住院期间的健康教育流程

1. 目的　评估住院患者健康状况,促进住院患者康复。
2. 流程内容　如下图所示:

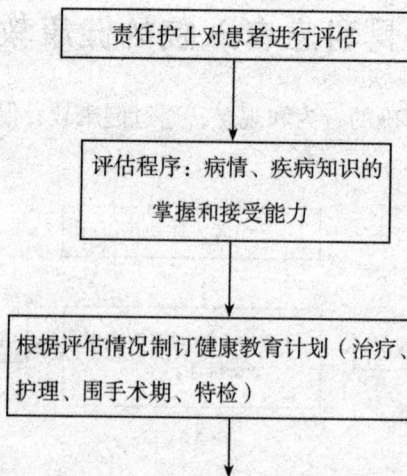

```
┌─────────────────────────┐
│  责任护士对患者进行评估      │
└─────────────────────────┘
          │
          ▼
┌─────────────────────────┐
│  评估程序:病情、疾病知识的   │
│  掌握和接受能力            │
└─────────────────────────┘
          │
          ▼
┌──────────────────────────────────┐
│  根据评估情况制订健康教育计划(治疗、   │
│  护理、围手术期、特检)              │
└──────────────────────────────────┘
          │
          ▼
```

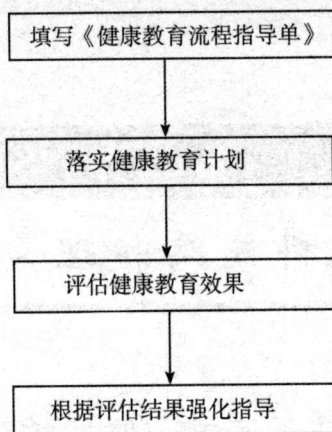

填写《健康教育流程指导单》

↓

落实健康教育计划

↓

评估健康教育效果

↓

根据评估结果强化指导

（叶　玲）

第二章

骨科疾病护理常规

第一节　肩关节脱位护理常规

肩关节脱位约占全身关节脱位的50%，由于肩关节肱骨头大，关节盂浅而小，关节囊松弛，其前下方组织薄弱，关节活动范围大，遭受外力的机会多导致脱位。肩关节脱位多为前脱位。

（一）术前/非手术护理

1. 常规护理　执行骨外科疾病术前护理常规。

2. 术前检查　完善辅助检查，做好手术准备。

3. 体位　协助患者安置舒适的体位。

4. 病情观察　测神志及生命体征，遵医嘱对于出血多的患者及时输血、输液扩容。指导患者握拳及腕关节练习，进行上肢肌肉等长收缩训练，离床活动时预防跌倒外伤。

5. 心理护理　讲解治疗疾病的相关知识，取得患者配合。

（二）术后护理

1. 常规护理　执行骨科术后护理常规。

2. 体位与活动　患肢佩戴手吊带遵医嘱固定于正确体位，病情平稳时取半坐位。（前脱位复位后应将患肢保持在内收内旋位置，腋部放棉垫再用手吊带或石膏固定于胸前。后脱位复位后则固定于相反位置，即外展、外旋和后伸位）。第二日根据患者术后恢复情况，协助下床活动。下床时用三角巾或前臂吊带悬吊固定，避免前臂下垂。

3. 饮食护理　进食高蛋白、高维生素、粗纤维、易消化的食物。

4. 病情观察　监测生命体征，若患肢有麻木、明显肿胀、皮肤温度低、肢体颜色苍白等不正常情况及时通知医师处理；保持切口敷料清洁、干燥，观察切口皮肤；保持引流管通畅，观察引流液的颜色、性质、量，床头挂防脱管标识并指导患者翻身、活动时妥善固定，预防脱出；管道贴标识注明管道使用日期及时间、执行人名。

5. 疼痛护理　有效镇痛，因疼痛影响休息时遵医嘱给予镇痛剂等药物，保证睡眠。

6. 预防并发症

（1）术后感染：严密观察患者体温及切口情况，异常情况及时处理。

（2）预防患肢神经损伤、关节僵硬、肌肉萎缩等并发症。

7. 健康教育及出院指导

1）心理护理：安抚患者减轻紧张情绪，向患者及家属说明，关节脱位可伴有软组织损伤，引起他们对后期治疗的重视。

2）加强药物知识宣教及观察：向患者详细讲解药物作用及注意事项，并严密观察药物不良反应。

3）功能锻炼：在无禁忌的前提下，功能锻炼越早越好。

（1）麻醉消失后指导患者行手指抓握练习。并指导患者用健侧上肢缓慢推动患肢外展、内收活动，活动的范围以不引起患肩疼痛为限。

（2）3周后开始逐渐做弯腰、肩部摆动和旋转活动。

（3）4周后指导患者做手指爬墙和手高举摸顶锻炼，使肩关节功能完全恢复。

4）出院指导：向患者强调功能锻炼的重要性，指导家属协助儿童及不能配合的患者进行康复训练，按时复查。

（叶　玲）

第二节　肘关节脱位护理常规

肘关节脱位多发生于青少年，成人和儿童也时有发生。由于肘关节脱位类型较复杂，常并发肘部其他骨结构或软组织的严重损伤，如肱骨内上髁骨折、尺骨鹰嘴骨折和冠状突骨折，以及关节囊、韧带或血管神经束的损伤。多数为肘关节后脱位或后外侧脱位。

（一）术前/非手术护理

1. 常规护理　执行骨外科疾病术前护理常规。

2. 术前检查　完善辅助检查，做好手术准备。

3. 体位　协助患者肩关节中立位，移动患肢时托扶患肢，安置舒适的体位。

4. 病情观察　测神志及生命体征，遵医嘱给予冰敷。指导患者握拳及腕关节练习，进行上肢肌肉等长收缩训练，离床活动时预防跌倒外伤。

5. 心理护理　讲解治疗疾病的相关知识，取得患者配合。

（二）术后护理

1. 常规护理　执行骨科术后护理常规。

2. 体位与活动　患者伴有肱骨内上髁骨折、尺骨鹰嘴骨折和冠状突骨折时按照上肢骨折护理，患肢遵医嘱固定于正确体位，病情平稳时取半坐位。患肢保持内收内旋位置，腋部放棉垫再用手吊带或石膏固定于胸前。

3. 饮食护理　进食高蛋白、高钙、易消化的食物。

4. 病情观察　监测生命体征，若患肢有麻木、明显肿胀、皮肤温度低、肢体颜色苍白等不正常情况及时通知医师处理；保持切口敷料清洁、干燥，观察切口皮肤；保持引流管通畅，观察引流液的颜色、性质、量，床头挂防脱管标识并指导患者翻身、活动时妥善固定，预防脱出；管道贴标识注明管道使用日期及时间、执行人名。

5. 疼痛护理　有效镇痛，因疼痛影响休息时遵医嘱给予镇痛剂等药物，保证睡眠。

6. 预防并发症

（1）术后感染：严密观察患者体温及切口情况，异常情况及时处理。

（2）预防患肢神经损伤、关节僵硬、肌肉萎缩等并发症。

7. 健康教育及出院指导

1）心理护理：安抚患者减轻紧张情绪，向患者及家属说明，关节脱位可伴有软组织损伤，引起他们对后期治疗的重视。

2）加强药物知识宣教及观察：向患者详细讲解药物作用及注意事项，并严密观察药物不良反应。

3）功能锻炼：在无禁忌的前提下，功能锻炼越早越好。

（1）麻醉消失后指导患者行手指抓握练习和肩关节的外展、内收活动，活动的范围以不引起疼痛为限。

（2）3 周后外固定去除，开始做腕关节的旋转活动和肘关节的屈曲锻炼。

（3）4 周后指导患者进行肘关节抗阻力锻炼，使肘关节功能完全恢复。

4）出院指导：向患者强调功能锻炼的重要性，指导家属协助儿童及不能配合的患者进行康复训练，按时复查。

（叶　玲）

第三节　髋关节脱位护理常规

髋关节脱位分先天性和后发的脱位，非先天性髋关节脱位多为直接暴力所致，常见为后脱位，偶有前脱位和中心脱位。

（一）术前/非手术护理

（1）执行骨外科疾病术前护理常规。

（2）完善辅助检查，做好手术准备。

（3）体位：安置舒适的体位，患肢外展中立位。

（4）病情观察：测神志及生命体征，牵引时患肢需保暖，并观察患肢血液循环情况及有无神经受压症状。

（5）手法闭合复位患者卧床期间预防坠积性肺炎、压疮的发生，鼓励患者深呼吸及咳嗽，多饮水以防止尿路感染的发生。

（6）指导手法闭合复位患者在皮牵引固定下行双上肢活动和双下肢踝泵运动、抬臀训练。避免髋关节屈曲、内收、内旋。去除皮牵引后，指导患者用双拐练习步行。

（7）心理护理：讲解治疗疾病的相关知识，取得患者配合。

（二）术后护理

1. 常规护理　执行骨科术后护理常规。

2. 体位与活动　患肢外展中立位。

3. 饮食护理　进食高蛋白、高钙、易消化的食物。

4. 病情观察　监测生命体征，观察切口皮肤，保持切口敷料清洁、干燥，观察患肢末梢血液循环及运动、感觉功能。

5. 疼痛护理　有效镇痛，因疼痛影响休息时遵医嘱给予镇痛剂等药物，保证睡眠。

6. 预防并发症

（1）术后感染：严密观察患者体温及切口情况，异常情况及时处理。

（2）预防患肢下肢深静脉血栓形成、神经损伤、关节僵硬、肌肉萎缩等并发症。

7. 健康教育及出院指导

1）心理护理：安抚患者减轻紧张情绪，向患者及家属说明，关节脱位可伴有其他损伤，引起他们对后期治疗的重视。

2）功能锻炼：在无禁忌的前提下，功能锻炼越早越好。

（1）术后第 1d 开始进行患肢肌肉收缩锻炼和踝泵运动。

（2）术后 3d 行膝关节屈曲锻炼，可用下肢康复器辅助锻炼，每日 1 次，每次 45min。

（3）术后 1 周行髋膝关节屈曲锻炼，可在患者耐受情况下助行器辅助下离床活动，注意防跌倒。

3）出院指导：翻身时禁止将患侧翻身，3 个月内做到双腿不交叉，不内收，不"盘腿坐"，不"跷二郎腿"，侧卧时两腿之间放置枕头，不屈身向前，髋关节屈曲不宜超过 90°以上，如屈身捡物及坐矮沙发等禁止。

（叶　玲）

第四节　四肢骨折护理常规

外伤或疾病所致的骨质的延续性或完整性遭到破坏。

（一）术前/非手术护理

1. 常规护理　执行骨外科疾病术前护理常规。

2. 术前检查　完善辅助检查，做好手术准备。

3. 体位　患肢肿胀时抬高患肢 10 ~ 20cm。

4. 病情观察　观察患肢末梢血液循环。上肢骨折患者指导握拳及腕关节练习，进行上肢肌肉等长收缩训练。下肢骨折患者遵医嘱执行牵引或夹板外固定护理常规，行患肢的肌肉等长收缩训练，未固定关节、健肢的运动。

5. 心理护理　为患者讲解疾病相关知识，取得患者配合。

（二）术后护理

1. 上肢骨折术后护理

1）执行骨外科疾病术后护理常规。

2）体位与活动：卧床时患肢垫枕与躯干平行，离床活动时用三角巾或前臂吊带悬吊于胸前。肱骨干骨折患者患肢采用石膏托或支具固定，抬高患肢高于心脏水平；尺桡骨骨折患者患肢维持在肘关节屈曲 90°、前臂中立位，术后保持有效固定 4 ~ 6 周。

3）饮食护理：根据麻醉方式指导患者进食，无禁忌的情况下可由清淡易消化的流质逐渐过渡到普通饮食。

4）病情观察

（1）严密监测生命体征、尿量，密切观察病情变化，必要时吸氧、输血等治疗护理措施。

（2）保持切口敷料清洁、干燥，观察切口周围张力，避免切口裂开。若患肢有麻木、明显肿胀、皮肤温度低、肢体颜色苍白等不正常情况及时通知医师处理。

（3）有引流管的患者床头挂防脱管标识并指导患者翻身、活动时妥善固定防脱出，管道贴标识注明管道使用日期及时间、执行人名，保持管道通畅，观察引流液的颜色、性质、量。

5）疼痛护理：正确疼痛评分并及时进行疼痛干预，有止痛泵者对效果及不良反应进行观察。

6）并发症的预防：预防骨筋膜室综合征、神经血管损伤等并发症。

7）健康指导

（1）心理护理：伴有神经损伤的患者心理压力大，易产生悲观情绪，关注患者感觉和运动恢复的微小变化，并以此激励患者。

（2）调节室温，患肢保暖。

（3）康复指导：向患者及家属讲明功能锻炼的重要性，取得重视、理解和配合。在无不宜活动的前提下，功能锻炼越早越好。

a. 早、中期：复位及固定后立即进行上肢肌肉的舒缩活动，可加强两骨折断在纵轴上的压力，同时行握拳伸指练习、腕关节屈伸练习及悬吊位肩关节屈伸、内收、外展、内旋外旋运动等，1周后增加肩部主动练习，包括肩屈、伸、内收、外展与耸肩，并逐渐增加运动幅度。

b. 晚期：尺桡骨骨折患者主要训练手指的灵活性及协调性。肱骨干骨折患者行肩关节摆动练习，垂直轴做绕环运动，肩关节屈、伸内收、外展、内旋、外旋练习，并做手爬墙练习及肘屈练习。肱骨髁上骨折患者行肘关节屈、伸、前臂旋前和旋后。

c. 术后复查：石膏松动后及时复诊；尺桡骨骨折患者长臂石膏托维持固定4周左右，肱骨干骨折患者长臂石膏托维持固定6周左右；骨折后1个月、3个月、6个月进行X线拍片复查。桡神经损伤患者，定期复查肌电图，如出现以下情况随时复查：患肢皮肤发绀、发凉、剧烈疼痛或感觉异常等。

2. 下肢骨折术后护理

1）执行骨外科疾病术后护理常规。

2）体位与活动：患肢抬高，保持外展中立位。

3）饮食护理：根据麻醉方式指导患者进食，无禁忌的情况下由流质逐渐过渡到普通饮食，给予高蛋白、高热量、高维生素、易消化食物，预防便秘。

4）病情观察

（1）观察病情变化必要时吸氧、输血等治疗护理措施。严密监测生命体征，特别是体温变化，必要时高热者石膏开窗观察局部有无感染。

（2）保持切口敷料清洁、干燥，观察切口周围张力，避免切口裂开。观察患肢末梢血液循环，若患肢有麻木、明显肿胀、皮肤温度低、肢体颜色苍白等不正常情况及时通知医师处理。

（3）有引流管的患者床头挂防脱管标识并指导患者翻身、活动时妥善固定防脱出，管道贴标识注明管道使用日期及时间、执行人名，保持管道通畅，观察引流液的颜色、性质、量。

5）疼痛护理：有效镇痛，因疼痛影响休息时，遵医嘱给予镇痛剂等药物，缓解疼痛，保证睡眠。

6）并发症的预防：心脑血管意外及应激性溃疡、血管神经损伤、切口感染、静脉血栓形成、关节僵硬、肌肉萎缩、便秘等。

7）健康指导

（1）心理护理：根据患者的心理反应，给予悉心的生活护理，以减轻或消除患者的焦虑、恐惧心理。

（2）调节室温，患肢保暖。

（3）康复指导：向患者及家属讲明功能锻炼的重要性，取得重视、理解和配合。在无不宜活动的前提下，功能锻炼越早越好：

a. 早、中期：肌肉的等长收缩训练、踝关节练习、提髌练习、健肢抬臀练习足蹬床练习等。胫骨平台骨折患者进行髌骨的被动活动及踝关节的各种活动。髓内钉固定患者进行膝关节的屈伸活动。

b. 晚期：股骨干及股骨髁上骨折患者扶拐下床活动，患肢的负重需根据患者的具体情况在医生的正确指导下逐步进行。胫骨平台骨折患者4~6周后逐步做膝关节屈伸锻炼，骨折愈合后开始负重行走，并加做小腿带重物的伸膝抬举操练，以加重股四头肌肌力，增加膝关节的稳定度。胫腓骨骨折患者外固定去除后根据患者的情况逐步进行各个关节的活动，特别是膝关节的活动，逐步下地行走，防止因长期的外固定造成患者膝关节僵硬。

c. 出院指导：术后1个月、3个月、6个月定期复查，若骨折已骨性愈合，可酌情使用单拐而后弃拐行走，继续功能锻炼，正确使用拐杖。

（叶　玲）

第五节　骨盆骨折护理常规

骨盆骨折是一种严重外伤，多由高处坠落、严重挤压、高能外伤所致，半数以上伴有并发症或多发伤，致残率高，最严重的是创伤性失血性休克及盆腔脏器合并伤，救治不当死亡率高。

（一）术前/非手术护理

1. 常规护理　执行骨外科疾病术前护理常规。

2. 术前检查　完善辅助检查。

3. 体位　协助患者取舒适的体位。

4. 病情观察

（1）监测生命体征。

（2）注意全身和局部皮肤清洁，修剪指甲，避免感染，戒烟，训练患者在床上排便，指导术后功能锻炼的方法。

5. 心理护理　向患者讲解手术的方式、注意事项，帮助其缓解焦虑和恐惧心理，以取得配合。

（二）术后护理

1. 常规护理　执行骨外科疾病术后护理常规。

2. 体位与活动　平卧位，卧气垫床，尽量减少搬动患者，术后次日可低坡位翻身（翻身角度小于30°）。

3. 饮食护理　鼓励患者多食高维生素、高蛋白和富含膳食纤维的食物，多饮水，保持大小便通畅。

4. 病情观察

（1）休克：注意患者生命体征的变化，发现血容量不足时，立即建立两条以上静脉通路，遵医嘱输血和补液，纠正血容量不足。

（2）泌尿系损伤：注意观察患者有无排尿困难、血尿等情况，留置导尿患者保持导尿管通畅。

（3）腹腔内脏损伤：观察有无腹痛、腹胀或腹膜刺激征等表现，若发现，及时遵医嘱处理内脏损伤。

（4）神经损伤：主要表现为括约肌功能障碍、肌萎缩无力或瘫痪，发现异常及时报告医生处理。

5. 疼痛护理　及时评估患者疼痛情况，必要时遵医嘱给予镇痛剂，缓解疼痛，保证睡眠。

6. 预防并发症

（1）预防深静脉血栓：术后遵医嘱给予预防深静脉血栓药物，生命体征平稳后指导患者进行股四头肌等长收缩和踝关节背伸背屈运动，每组15个，每天5组，循序渐进。

（2）预防压疮：保持床单位整洁、干燥，使用气垫床，每2h抬臀，变换体位（翻身角度小于30°）。

（3）预防泌尿系感染：多饮水，预防泌尿系感染。

7. 健康教育及出院指导

1）功能锻炼指导：功能锻炼必须遵循循序渐进，由被动到主动，由易到难，以身体的承受能力为限。

（1）术后1~3d，做股四头肌收缩训练、踝关节背曲背伸运动及臀收缩运动。术后3~5d，做髋膝关节运动，以主动运动为主，被动运动为辅，仰卧位直腿抬高运动、屈髋屈膝运动。

（2）术后2周左右在医生指导下取半卧位，6~8周左右使用助行器下床活动。

2）避免剧烈运动，摔跤或外伤，定期复查，不适随诊。

（张玉清）

第六节　股骨颈骨折护理常规

股骨颈骨折系指股骨头下至股骨颈基底部之间的骨折，是临床常见病、多发病，各个年龄段均可见，以中老年患者发病率最高。

（一）术前/非手术护理

1. 常规护理　执行骨外科疾病术前护理常规。

2. 术前检查　完善辅助检查，做好手术准备。

3. 体位　避免搬运或移动患者，必须搬运时将髋关节与患肢整个托起，患肢保持外展中立位。

4. 病情观察　观察神志及生命体征，对于出血多的患者，遵医嘱及时输血、输液扩容，观察皮肤有无发红或破溃、肢体末梢血液循环情况等，班班交接；皮牵引时执行骨科皮牵引护理操作规范。因疼痛影响休息时遵医嘱给予镇痛剂有效镇痛，保证睡眠。

5. 心理护理　为患者讲解手术的目的、方式，取得患者配合。

（二）术后护理

1. 常规护理　执行骨外科疾病术后护理常规。

2. 体位与活动　患肢保持外展中立位，6h 后病情平稳可取半坐位，逐渐过度坐位。健侧翻身时膝间夹 10cm 厚的软枕，轴线翻身。

3. 饮食护理　全身麻醉患者胃肠功能恢复后指导患者由流质饮食逐渐过渡到半流质及普通饮食。

4. 病情观察

（1）严密观察神志及生命体征、尿量、患肢末梢血液循环等变化，若有异常及时通知医师处理。

（2）保持切口敷料清洁、干燥，观察切口周围张力，避免切口裂开。

（3）保持引流管通畅，观察引流液的颜色、性质、量，床头挂防脱管标识并指导患者翻身、活动时妥善固定防脱出，管道贴标识注明管道使用日期及时间、执行人名。

（4）观察抗凝药物的不良反应：皮肤及粘膜有无出血点、瘀斑、鼻衄，伤口处有无异常出血等。

5. 疼痛护理　正确疼痛评分并及时进行疼痛干预，有止痛泵者对效果及不良反应进行观察。

6. 预防并发症

（1）心脑血管意外及应激性溃疡：老年患者出现头痛、头晕、四肢麻木、表情异常（口角偏斜、流口水等）、健肢活动障碍、心前区不适和疼痛、脉搏细速、血压下降、腹部不适、呕血、便血等症状，应及时报告医生紧急处理。

（2）髋关节脱位：翻身时禁止将患者侧身至 90°。3 月内下床活动时不"盘腿坐"，不"跷二郎腿"，髋关节屈曲不超过 90°，如屈身捡物及坐沙发等禁止。

（3）下肢深静脉血栓形成重在预防：严密观察肢体的肿胀程度，采用物理方法（患者的主动及被动活动、气压治疗）及药物预防等。注意下肢皮肤温度及小腿的周径。一旦静脉血栓形成，尽量避免患肢的活动，嘱患者勿揉、捏、按摩患肢，以防血栓脱落，并及时请相关科室会诊。

（4）如坠积性肺炎、尿路感染、便秘、压疮、血栓性静脉炎等，应做好相应的护理措施。

7. 健康指导

1）加强心理护理，增加患者康复的信心。

2）功能锻炼

（1）手术当天，进行足趾及踝关节主动屈伸练习以促进血液循环。

（2）术后第 1~2d 进行股四头肌、腘绳肌等长收缩练习，防止肌肉萎缩。开始患髋的主、被动关节活动度练习，逐渐摇高床头，进行由卧位到坐位练习。

（3）术后第 2~3d 根据患者耐受情况，遵医嘱借助辅助器械进行床边坐立练习及行走。注意安全，严防外伤。

3）安全指导：加强安全宣教与护理，尽量避免护理不良事件的发生。下床活动有人陪同，遵循由坐位、床边坐立、站立及行走，穿防滑鞋预防跌倒。

4）出院指导

（1）股骨颈骨折闭合复位内固定术后活动指导：住院期间的功能锻炼，术后 2 周逐渐增加活动量，屈曲不超过 90°；术后 4 周遵医嘱床边活动，患肢不负重；术后 8 周根据复查结果，遵医嘱部分负重活动；术后 12 周后根据恢复情况可完全负重，老年患者及骨质疏松患者严禁过早下床负重，应遵医嘱活动。

（2）股骨颈骨折闭合复位内固定术后安全指导下床活动有人保护，防止再次受伤，减少剧烈运动，髋关节活动不宜超过 90°；避免在手术初期坐长途旅行；不宜长时间站坐，避免下蹲动作特别是盘腿。

（3）全髋关节置换术后执行人工髋关节置换护理规范。

（张玉清）

第七节　人工髋关节置换手术护理常规

人工关节置换术是指根据人体关节的形态、构造及功能制成人工关节假体，通过外科技术植入人体代替患病关节功能，达到缓解关节疼痛，恢复关节功能的目的。

（一）术前护理

1. 常规护理　执行骨外科疾病术前护理常规。

2. 完善辅助检查　做好手术准备。为患者备梯形枕并教会使用方法、体位训练、床上排便排尿的练习等，指导患肢肌肉收缩并指导双拐及助行器的正确使用方法。

3. 体位　协助患者安置舒适的体位。

4. 病情观察　观察神志及生命体征、患肢末梢血液循环。

5. 心理护理　为患者讲解手术的目的、方式，取得患者配合。

（二）术后护理

1. 常规护理　执行骨科术后一般护理常规。

2. 体位　患肢保持外展中立位，两腿间置梯形枕或软枕，6h 后病情平稳可取半坐位，逐渐过度坐位。

3. 饮食指导　全身麻醉患者胃肠功能恢复后指导患者由流质饮食逐渐过渡到半流质及普通饮食。

4. 病情观察

（1）患者行心电监护及吸氧，严密监测神志及生命体征、尿量等变化，察看患肢末梢血液循环等情况发现异常及时通知医师进行处理。

（2）保持切口敷料清洁、干燥，观察切口渗血及周围张力，有无皮下积血、积液，避免切口裂开。

（3）引流管护理：床头挂防脱管标识并指导患者翻身、活动时妥善固定防脱出；管道贴标识注明管道使用日期及时间、执行人名；保持管道通畅；严密观察引流液的颜色、性质、量。若引流量每小时大于200ml需联系医师是否夹管并立即遵医嘱输血、输液治疗。

5. 疼痛护理　正确疼痛评分并及时进行疼痛干预。有止痛泵者对效果及不良反应进行观察。

6. 预防并发症　加强生活护理，预防卧床并发症。

（1）心脑血管意外及应激性溃疡：老年患者出现头痛、头晕、四肢麻木、表情异常（口角偏斜、流口水等）、健肢活动障碍、心前区不适和疼痛、脉搏细速、血压下降、腹部不适、呕血、便血等症状，应及时报告医生紧急处理。

（2）髋关节脱位：患肢不过度旋转，患肢不超过身体中线，前倾屈髋不超过90°。翻身时为左右45°侧翻，禁止侧身至90°。向健侧翻身时，双膝之间夹梯形枕或夹10cm厚的软枕。

（3）下肢深静脉血栓形成：严密观察肢体的肿胀程度，采用物理方法（患者的主动及被动活动、气压治疗）及药物预防等。注意下肢皮肤温度及小腿的周径。静脉血栓形成后避免患肢的活动，嘱患者勿揉、捏、按摩患肢。

7. 健康指导

1）加强心理护理，增加患者康复的信心。

2）观察术后抗凝药物的不良反应：皮肤及粘膜有无出血点、淤斑、鼻衄，伤口处有无异常出血等。

3）功能锻炼

（1）手术当天进行腿部肌肉的等长收缩练习，足趾及踝关节主动屈伸练习以促进血液循环。术后第1~2d：进行腿部肌肉等长收缩练习，每小时患肢肌肉收缩锻炼10次。术后第3d：床上平卧位时进行屈腿、抬腿、分腿的主动关节活动度练习，逐渐摇高床头，进行由卧位到坐位练习。

（2）长期卧床时指导患者深呼吸有效咳嗽10次/d。

（3）患者自患侧下床，保持患肢外展中立位，指导患者使用助行器行走方法：助行器－患肢－健肢，正确使用双拐行走：站立位出健肢一侧拐杖－迈患肢－出患肢一侧拐杖－迈健肢，扶拐上下楼：上楼健肢先迈行－下楼患肢先迈行。

（4）必须与主管医师沟通同意后方可指导患者进行床边坐位练习、下床站立及行走，同时强调安全，下床活动有人陪同，预防跌倒。

4）出院指导

（1）家里配置高凳、厕所安装扶手、不坐矮床矮沙发，身体前倾屈髋不超过90°。

（2）不盘腿坐，不跷二郎腿，不做穿鞋袜及提鞋等动作，患肢不超过身体中线。

（3）禁止在患肢输液、抽血及肌内注射，如有感冒或拔牙要及时使用抗生素。

（4）术后1、2、3、6、12月复诊，以后每年1次。

（张玉清）

第八节 人工膝关节置换手术护理常规

人工膝关节置换术是指采用金属、高分子聚乙烯、陶瓷等材料，根据人体膝关节的形态、构造及功能制成人工关节假体，通过外科技术植入人体内，代替患病膝关节的功能，达到缓解关节疼痛，恢复膝关节功能的目的。

（一）术前护理

1. 常规护理　执行骨外科疾病术前护理常规。

2. 术前准备　完善辅助检查，注意全身和局部皮肤清洁，修剪指甲，避免感染。禁止吸烟。训练患者在床上排便，指导术后功能锻炼的方法。

3. 体位　协助患者取舒适的体位。

4. 病情观察　观察病情变化，监测生命体征。

5. 心理护理　向患者讲解手术的方式、注意事项，鼓励患者排除焦虑和恐惧心理。

（二）术后护理

1. 常规护理　执行骨外科疾病术后护理常规。

2. 体位与活动　患肢抬高，一般用软枕垫于小腿处，将患肢抬高约20cm，保持膝关节接近伸直位。

3. 饮食　给予高蛋白、高热量、高维生素和富含纤维素类饮食，多饮水，保持大小便通畅。

4. 病情观察　密切观察患者生命体征和切口渗血情况，保持引流管通畅，防止引流管滑脱、扭曲和堵塞。观察患肢末梢血液循环，如肢体感觉、运动、肿胀情况，触摸浅表动脉搏动，做好交接，出现异常及时汇报医生处理。

5. 疼痛护理　及时评估患者疼痛情况，局部伤口持续冰敷12~48h，以减少出血、疼痛及肿胀情况；必要时遵医嘱给予镇痛剂，缓解疼痛，保证睡眠。

6. 功能锻炼指导　防止关节僵硬，加强功能锻炼，指导患者主动进行踝关节背伸背屈运动和股四头肌等长收缩锻炼，每组15个，每天5组；遵医嘱给予患肢CPM锻炼膝关节功能，2次/d，30min/次。术后三天协助患者床边坐起，做膝关节的摆动运动，术后第四天协助患者使用助行器下床活动。

7. 健康教育及出院指导

（1）适当减轻体重，减少膝关节负重。

（2）避免剧烈活动，不要扭曲膝关节，不要进行高强度的活动，如跑、跳、竞走等，以延长假体使用寿命。

（3）避免在手术初期长途旅行。

（4）不宜长时间站或坐，避免下蹲动作特别是盘腿，跪坐。

（5）坚持进行关节康复训练，养成良好的生活习惯，维护关节的稳定性。

（6）定期复诊，如出现关节红肿、疼痛、活动不便以及膝关节因意外情况受伤的情况，应及时到医院检查。

（张玉清）

第九节　膝关节镜手术护理常规

膝关节镜手术是通过切开皮肤 2～3 个直径，5～10mm 大小或更小的孔，将关节镜、手术器具伸入关节腔内，在显示器监视下，由医生操作，用于诊断，治疗和检查各种膝关节疾病。

（一）术前护理

1. 常规护理　执行骨外科疾病术前护理常规。

2. 术前准备　完善辅助检查，注意全身和局部皮肤清洁，修剪指甲，避免感染，戒烟，训练患者在床上排便，指导术后功能锻炼的方法。

3. 体位　协助患者取舒适的体位。

4. 病情观察　观察病情变化，监测生命体征。

5. 心理护理　向患者讲解手术的方式、注意事项，鼓励患者排除焦虑和恐惧心理，取得配合。

（二）术后护理

1. 常规护理　执行骨外科疾病术后护理常规。

2. 体位与活动　患肢抬高，一般用软枕垫于小腿处，将患肢抬高约 20cm，保持膝关节接近伸直位。

3. 饮食　给予高蛋白、高热量、高维生素、富含纤维素类饮食，多饮水，保持大小便通畅。

4. 病情观察　密切观察生命体征的变化，切口渗血情况，保持引流管通畅，防止引流管滑脱，扭曲和堵塞。患肢给予弹力绷带加压包扎，弹力绷带松紧要适宜，注意观察患肢末梢血液循环，如肢体感觉、运动、肿胀情况，触摸浅表动脉搏动，做好班班交接。关节腔持续冲洗时应根据引流液的颜色随时调节冲洗速度。

5. 疼痛护理　及时评估患者疼痛情况，局部伤口持续冰敷 12～48h，以减少出血、疼痛及肿胀；必要时遵医嘱给予镇痛剂，缓解疼痛，保证睡眠。

6. 功能锻炼指导　加强功能锻炼，生命体征平稳，麻醉恢复后指导患者进行股四头肌等长收缩锻炼，踝关节运动，每组 15 个，每天五组；术后第二天指导患者进行直腿抬高运动，每组 15 个，每天 5 组。遵医嘱给予患肢 CPM 锻炼膝关节功能，2 次/d，30min/次；一周左右遵医嘱使用拐杖下床活动。

7. 健康教育及出院指导

（1）加强功能锻炼　坚持关节康复训练，如使用拐杖行走和正确上下楼梯。

（2）维持体重，减轻关节负重，减少剧烈运动，防止再次受伤。

（3）避免在手术初期长途旅行。

（4）注意保暖，避免常居潮湿、寒冷环境。

（张玉清）

第十节　跟腱断裂护理常规

除少数跟腱原位外伤导致的开放性跟腱断裂外，大部分跟腱断裂是由间接外力引发。部分跟腱断裂的患者在发生跟腱断裂前都有跟腱相关的慢性疾病。

（一）术前/非手术护理

1. 常规护理　执行骨外科疾病术前护理常规。

2. 术前准备　完善辅助检查，做好手术准备。患足剪趾甲，有霉菌感染的患者用高锰酸钾水泡脚2次，每次20min，指导患者股四头肌舒缩锻炼并指导双拐及助行器的正确使用方法。

3. 体位　协助患者安置舒适的体位。

4. 病情观察　伤后患处肿胀48h内局部冰敷。

5. 心理护理　为患者讲解手术的目的、方式，取得患者配合。

（二）术后护理

1. 常规护理　执行骨外科疾病术后护理常规。

2. 体位与活动　患肢抬高3～5d，高度应高于心脏15cm，患肢背侧外固定保持屈膝45°、踝关节完全跖屈位，以使腓肠肌及跟腱处于松弛状态。

3. 饮食护理　指导患者禁烟酒，给予高热量、高蛋白饮食。

4. 病情观察　监测生命体征，观察患肢末梢感觉、活动和动脉搏动情况，听取患者主诉；有引流管的患者床头挂防脱管标识并指导患者翻身、活动时妥善固定防脱出，管道贴标识注明管道使用日期及时间、执行人名，保持管道通畅，观察引流液的颜色、性质、量并记录。

5. 疼痛护理　观察患者切口疼痛的程度、性质及镇痛泵的应用效果，如疼痛明显及时通知医师，进行处理。

6. 预防并发症　观察有无压疮、下肢静脉血栓形成、肌肉萎缩、关节僵硬、感染、跟腱再断裂等并发症的发生，给予相应的护理措施；保持室内温度在20～25℃，湿度50%～60%。适当通风，禁止患者、陪护吸烟。

7. 健康教育及出院指导

1）心理护理：协助患者洗漱、进食及排泄等稳定患者情绪，安抚患者消除术后恐惧。

2）术后康复指导

（1）麻醉清醒后行跖趾关节主动活动。

（2）2d后扶拐患肢不承重下床活动。

（3）术后3～4周内为长腿石膏外固定，术后足月改为短腿石膏，指导患者主动行床上膝关节、踝关节的屈伸活动，陈旧伤推迟1周，下床时带支具或者石膏并持拐防止跟腱再伤。

（4）术后6周去除石膏或支具，以热水泡脚后开始患足的主动跖屈背伸活动，可部分负重。术后8周后穿后跟垫起2～3cm的"高跟鞋"下地行走，完全负重后每2～3d将后跟降低2～3mm，2～3周内将患足放平。行患足的主被动（踝关节屈伸、环绕练习）及力量练习（可用橡皮筋或毛巾辅助行对抗性力量练习），10～15次/组、3～4组/轮、3～4轮/天。

（5）术后3个月恢复到全足掌着地缓慢行走，6个月后恢复到日常生活，1年后恢复到以前体育活动及体力劳动量。

3）出院指导

（1）避免理疗中过度牵引跟腱，如发现自己跟腱发生延长，应立即去医院康复中心就诊，通过医生指导康复进行修正。

（2）患者跟腱康复中避免急于进行行走、康复强度过大、前足突然着地等情况，导致跟腱再次断裂。

（3）教会患者出院后根据自身情况循序渐进的康复训练，逐渐地慢走－快走－快跑－跳。跟腱康复半年后开始做跳跃动作，患者应在医生或家人的陪同下进行训练。

（张玉清）

第十一节　断肢再植术护理常规

断肢再植术是将完全或不完全断离的指、趾/肢体，在光学显微镜的助视下，将断离的血管重新吻合，彻底清创，进行骨、神经、肌腱及皮肤的整复术，术后进行各方面的综合治疗，以恢复其一定功能的精细手术。

（一）术前/非手术护理

1. 常规护理　执行骨外科疾病术前护理常规。

2. 术前检查　完善辅助检查。

3. 体位　协助患者取舒适体位。

4. 病情观察

（1）监测生命体征。

（2）注意皮肤清洁，修剪指甲，避免感染，戒烟，指导术后功能锻炼的方法。

5. 心理护理　向患者讲解手术的方式、注意事项，缓解其焦虑和恐惧心理，以取得患者配合。

（二）术后护理

1. 常规护理　执行骨外科疾病术后护理常规。

2. 体位与活动　卧床2～3周，局部制动，抬高患肢。

3. 饮食护理　给予高蛋白、高热量、高维生素、富含纤维素类饮食。

4. 病情观察　注意观察患肢肢端的皮肤温度、颜色、肿胀程度，如有肢端呈紫色或感觉麻木请立即告知医生。

5. 疼痛护理　及时评估患者疼痛情况，必要时遵医嘱给予镇痛剂，缓解疼痛，保证睡眠。

6. 预防并发症　预防肢体缺血坏死，注意患肢保暖，室温保持在25℃，用40～60W烤灯距离患肢40～60cm持续照射，时间为一周，禁止吸烟。遵医嘱给予抗凝和扩血管药物。

7. 健康教育及出院指导

（1）功能锻炼指导：加强功能锻炼，术后三天，练习患肢肌肉静力收缩运动和固定范围外患肢的关节运动。再植术后三周左右，在医生的指导下有计划的帮助肢体恢复功能。

（2）3个月内避免重体力劳动，防止再植肢体用力过度而影响功能恢复。

（3）继续进行再植肢体功能锻炼，常规进行日常生活，防止肌肉萎缩和关节僵硬。

（4）进行再植肢体的自我观察及护理，注意患肢保暖，避免再损伤。如有异常情况，应及时就诊，定期到门诊复查。

（吴润莉）

第十二节　截肢护理常规

截肢分为小截肢和大截肢。小截肢是在清除感染和坏死组织的同时，通过对部分血管重建或肢体矫正，进行开放性的局部截肢，有限地切除部分组织。大截肢是因无法通过血管重建、药物控制或小截肢来减轻严重疾病状态，而进行手术切除失去生存能力，没有生理功能，危害人体生命的部分或全部肢体，以挽救患者生命。

（一）术前/非手术护理

1. 常规护理　执行骨外科疾病术前护理常规。

2. 术前准备　完善辅助检查，做好手术准备。

3. 体位　协助患者安置舒适的体位。

4. 病情观察　急危重患者应先抢救生命。长期慢性的消耗性疾病，贫血，恶病质的患者，补充高热量、高蛋白、高维生素及无机盐，必要时可给予静脉输血，或静脉营养。

5. 心理护理　安抚患者，介绍成功回归社会的截肢患者经历，避免手术对患者精神的打击。

（二）术后护理

1. 常规护理　执行骨外科疾病术后护理常规。

2. 体位与活动　术后抬高患肢不宜超过两日，患肢维持在伸展位或功能位。

3. 饮食指导　多食高蛋白、高维生素、高钙及易消化的食物，糖尿病的患者进行糖尿病饮食指导。

4. 观察病情　严密监测生命体征，必要时吸氧、输血等治疗护理措施。

5. 疼痛护理　了解患者疼痛情况，术后正常疼痛应及时应用镇静剂和镇痛剂。

6. 预防并发症

（1）出血：严格床头交接班，床边备粗止血带1根。髋关节离断术后另备足够的沙袋。

（2）残端水肿与感：术后24~48h内，残端用弹力绷带加压包扎，床尾抬高15~30cm，不能用软枕抬高残肢。

（3）幻肢痛：残端热敷，加强残肢运动；感到疼痛时让患者注视残端，感觉患肢仍在的基础上与健侧同时进行肌肉的等长收缩，并轻轻敲打残肢端，消除幻肢痛的主观感觉；对残肢间歇性加压；遵医嘱使用镇静剂或止痛剂。

（4）关节挛缩畸形：膝上截肢术后应尽早进行内收后伸的练习。膝下截肢患者半卧位或坐位时不要让残肢垂于床下。对关节轻、中度痉缩指导增加关节的伸屈和平衡运动。2 周拆线后安装临时假肢，鼓励患者早期下床活动，锻炼肌肉强度和增加残肢关节活动度。

7. 健康教育及出院指导

1）心理护理：协助患者洗漱、进食及排泄等稳定患者的情绪，以减轻或消除患者的焦虑、恐惧心理。

2）鼓励患者勤翻身，每日俯卧 2 次以上，30min/次，俯卧时在腹部及大腿放下一枕，嘱患者用力下压软枕，并可在两腿间放置一软枕，残肢向内挤压。

3）伤口愈合后，指导患者用中性肥皂清洗残肢，不能浸泡或在残肢上涂霜或油、酒精。

4）康复指导：残端伤口无渗血、渗液，无红肿及疼痛，即可行功能锻炼。

（1）每天用弹性绷带包扎残端 4 次，每次 20min，并对残端行均匀的压迫。

（2）对残端进行按摩、拍打，3 次/d，15min/次。

（3）蹬踩练习：逐渐由软到硬，3 次/d，15min/次。

（4）髋关节、膝关节屈伸练习。

（5）上肢 1 ~ 2d 后可离床，下肢 2 ~ 3d 后练习床上坐起，情况好者 5 ~ 6d 后扶拐下床活动。

5）出院指导

（1）指导患者运动后如有不适应卧床休息，防止过度运动。

（2）按照医嘱定期回医院复查，若发现特殊情况和病情变化应随时复诊。

（吴润莉）

第十三节　先天性马蹄内翻足护理常规

先天性马蹄内翻足是常见的先天性足畸形。由足下垂、内翻、内收三个主要畸形综合而成。以后足马蹄、内翻、内旋，前足内收、内翻、高弓为主要表现的畸形疾病。男性发病较多，可为单侧发病，也可双侧。

（一）术前/非手术护理

1. 常规护理　执行骨外科疾病术前护理常规。

2. 术前准备　完善辅助检查，做好手术准备。患肢局部处理：术前 1 周开始温热水泡患足，5 ~ 10min/次，2 次/d。

3. 体位　协助患者安置舒适的体位。

4. 病情观察　观察患处情况，监测神志及生命体征。

5. 心理护理　做好术前心理护理，解除患者紧张、焦虑的情绪。

（二）术后护理

1. 常规护理　按骨外科疾病术后护理常规。

2. 体位与活动　抬高患肢 20° ~ 30°。

3. 饮食护理　鼓励患者进食高蛋白、高热量、丰富纤维素易消化饮食。并发心脑血管疾病或糖尿病等患者，遵守相应的疾病饮食原则。

4. 病情观察

（1）密切观察患足皮肤温度色泽是否苍白或发绀、神经有无损伤、有无肿胀、麻木、剧痛、脉搏减弱或消失等异常情况，必要时石膏开窗或减压。

（2）观察切口渗液情况，保持敷料清洁干燥。

（3）正确连接各种管道保持通畅，床头挂防脱管标识并指导患者翻身、活动时妥善固定防折叠、脱出；管道贴标识注明管道使用日期及时间、执行人名。

5. 疼痛护理　观察患者切口疼痛的程度、性质及镇痛泵的应用效果，如疼痛明显及时通知医师，进行处理。

6. 并发症的预防　注意有无血循环障碍、吻合口出血、血肿形成、感染、坏死等并发症的发生。长期卧床患者，防止压疮、坠积性肺炎、泌尿系感染、下肢静脉血栓形成等。

7. 健康教育及出院指导

（1）加强心理护理，增加治疗信心。

（2）术后用药观察，如有不良反应及时通知医师。

（3）保持室内温度在 20～25℃，湿度 50%～60%。持续灯烤时，保持灯距在 30～50cm。适当通风，禁止患者、陪护吸烟。

（4）注重康复训练，麻醉清醒即可行患肢肌肉等长收缩锻炼防止肌肉萎缩，去除外固定后进行足的背伸、跖屈、踝关节旋转，最大限度地恢复足部功能，及早发现并发症，提高患者的生存质量，扶拐下床行走时必须有人陪护，每天行走 2 次，10～20min/次，1～2 周内去拐。

（吴润莉）

第十四节　臀肌筋膜挛缩症护理常规

臀肌筋膜挛缩症又称注射性臀大肌挛缩，多因臀大肌注射药物引起，临床上有步态异常，交腿实验阳性，髋部弹响等表现。

（一）术前/非手术护理

1. 常规护理　执行骨外科疾病术前护理常规。

2. 术前检查　完善辅助检查。

3. 体位　协助患者取舒适体位。

4. 病情观察

（1）监测生命体征。

（2）注意皮肤清洁，指导术后功能锻炼的方法。

5. 心理护理　向患者讲解手术的方式、注意事项，缓解其焦虑和恐惧心理，以取患者得配合。

（二）术后护理

1. 常规护理　执行骨外科疾病术后护理常规。

2. 体位与活动　去枕平卧 6h 后每 2～3h 翻身一次，平卧和俯卧交替，避免侧卧位。

3. 饮食护理　给予高蛋白、高热量、高维生素、富含纤维素类饮食。

4. 病情观察　保持切口敷料干燥，渗血明显时通知医师及时换药处理。

5. 疼痛护理　及时评估患者疼痛情况，必要时遵医嘱给予镇痛剂，缓解疼痛，保证睡眠。

6. 健康教育及出院指导

1）功能锻炼指导

（1）平卧位练习：①患者于仰卧位，左侧患肢交叠于右侧患肢上，使左侧患肢处于内收位，保持5～10min，双下肢交替进行。②患者双脚并拢，屈曲，扶起患者躯干，让患者头面部尽量贴紧膝部，双手抱紧屈曲下肢，使患者保持屈髋屈膝的位置5～10min。

（2）坐位练习：患者左于椅子上，患者躯干挺直靠于椅背上，一侧患肢交叠于另一侧患肢上，保持承重患肢的足跟部不能离开地面，保持5～10min，双下肢交替进行。

（3）蹲位练习：让患者站立于床尾，双手握紧床档，让患者双膝并拢，缓慢下蹲。下蹲过程中，保持双膝并拢，双足跟不能离开地面，见胸部尽量贴近膝关节，保持屈髋屈膝位置5～10min。

（4）行走练习：让患者沿着一条直线，两足保持在直线上行走，俗称"走猫步"。

2）出院指导

（1）出院后继续加强坐位、蹲位、行走练习的功能锻炼。

（2）定期复查，不适随诊。

（吴润莉）

第十五节　瘫痪护理常规

瘫痪是随意运动功能的减低或丧失，是神经系统常见的症状，瘫痪是上、下运动神经元、锥体束及周围神经病变所致。

1. 常规护理　执行骨外科疾病一般护理常规。

2. 休息与活动　卧气垫床，床铺整洁干燥，预防压疮。每2h给予轴线翻身一次，骨隆突处垫软枕，保持肢体置于功能位。

3. 饮食护理　遵医嘱进食，饮食需保证高蛋白、高热量、高维生素和富含纤维素。

4. 病情观察　严密监测生命体征及病情变化，若发现有呼吸困难、面色发绀、苍白和心率缓慢、心律不齐、血压下降等情况，应及时报告医生处理。

（1）保证有效的气体交换，防止呼吸骤停，痰液粘稠者遵医嘱行雾化吸入，每日2～3次，必要时配合实施气管切开（按气管切开护理常规护理）。

（2）维持正常体温，根据不同的病情做好降温或保暖措施。

5. 药物治疗及护理

1）血管疾病所致脑与脊髓病变

（1）出血性：止血、降压、对症。

（2）缺血性：改善脑循环、对症。

2）外伤：外科手术。

3）炎症：脊髓炎、GBS：激素、Vit、营养神经药物。

4）低K麻痹：补K。

5）癔症：心理＋药物治疗。

6. 对症处理　密切观察患者皮肤情况，防止皮肤受压，保持局部皮肤清洁，干燥。破溃处应按压疮换药处理。每日行温水擦浴，并及时更换汗湿的衣服和污染的被服。

7. 预防并发症

（1）泌尿系感染：鼓励患者每天饮水 3 000ml 左右，留置尿管者按留置尿管护理常规。

（2）便秘：指导患者少食多餐，少吃甜食及易产气的食物，每日按摩腹部 2～3 次，多饮水，多食蔬菜、水果，便秘者可予药物治疗或灌肠。

（3）压疮：轴线翻身 2～3h 一次，注意头颈部保护，骨隆突处垫软枕，并加强会阴及肛周皮肤护理。

（4）肌肉萎缩：每 1～2h 指导并协助患者活动瘫痪肢体 20～30 次，保持各关节置于功能位，鼓励患者在病情允许的情况下做未瘫痪肌肉的锻炼。

8. 心理护理　进行心理疏导、安慰，鼓励患者，给患者心理安慰，使其增强战胜疾病的信心。

9. 健康教指导

（1）加强营养，进食高蛋白、高维生素、高热量饮食，如鱼、虾、肉、蛋类、蔬菜、水果等。

（2）注意并发症预防。

（3）坚持进行康复锻炼。

（吴润莉）

第十六节　化脓性骨与关节感染患者护理常规

化脓性细菌侵入骨质，引起炎性反应，即为化脓性骨髓炎。化脓性关节炎为化脓性细菌引起的关节内炎症。

（一）术前/非手术护理

1. 常规护理　执行骨外科疾病术前护理常规。

2. 术前准备　完善辅助检查，做好手术准备，预防肌肉萎缩、关节挛缩。指导患者进行患肢踝关节运动和股四头肌等长收缩运动。

3. 体位　抬高患肢高于心脏水平 10～20cm，患肢尽量减少物理刺激，搬运患者时动作轻柔防病理性骨折。床上安置护架，避免棉被直接压迫患处，加重疼痛。

4. 病情观察　监测生命体征，每 4h 监测体温、脉搏一次。及早行细菌培养，遵医嘱合理使用抗生素。指导进食高热、高蛋白、高维生素食物，增强抵抗力。

5. 心理护理　为患者讲解疾病手术的目的、方式，取得患者配合。

（二）术后护理

1. 常规护理　执行围手术期及骨科术后护理常规。

2. 体位与活动　麻醉清醒后协助患者取舒适卧位。

3. 饮食护理　指导患多进高热、高蛋白、高维生素、易消化的食物。

4. 病情观察　密切观察病情变化，必要时行吸氧、输血等治疗护理措施；保持创面的清洁；保持引流管及冲洗的通畅。

（1）术后留置引流管持续冲洗的患者，保持冲洗、引流的通畅，床头挂防脱管标识并指导患者翻身、活动时妥善固定防脱出，管道贴标识注明管道使用日期及时间、执行人名。

（2）滴入管应高于床面 60 ~ 70cm，引流袋应低于患肢 50cm。术后 12 ~ 24h 应快速滴入，以后要减慢至 50 ~ 60 滴/min。

（3）冲洗期间密切观察并记录冲洗液的量，引流液的颜色、量、性质。若出出入量差额较大时，应采取调整引流管的位置，加压冲洗等措施。冲洗液应及时更换。

5. 疼痛护理　有效镇痛，因疼痛影响休息时遵医嘱给予镇痛剂等药物，保证睡眠。

6. 并发症的预防　预防如血管损伤、神经损伤、关节僵硬、肌肉萎缩等。指导患者防止肢体畸形进行患肢肌肉的等长收缩锻炼，帮助患者按摩患肢，未固定的肢体应做好全范围的活动，每2h一次，每次 15 ~ 20 组。

7. 健康教育及出院指导

（1）心理护理：安抚患者减轻紧张情绪，树立战胜疾病的信心。

（2）向患者及家属解释长期彻底治疗的必要性，并强调出院后继续服用抗生素的重要性。

（3）指导患者有计划地进行功能锻炼，避免患肢过早负重，防止关节损伤和病理性骨折。

（4）加强营养，提高机体抵抗力，防止疾病复发。

（吴润莉）

第十七节　骨性关节炎患者的护理常规

膝关节骨性关节炎是指以关节软骨破坏和继发性骨质增生病变为特征的一种慢性关节疾病，又称为膝关节增生性关节炎、退行性关节炎及骨关节病等。

（一）术前护理

（1）执行骨外科疾病术前护理常规。

（2）完善辅助检查，注意全身和局部皮肤清洁，修剪指甲，避免感染，戒烟，训练患者在床上排便，指导术后功能锻炼的方法。

（3）体位协助患者取舒适的体位。

（4）观察病情变化，监测生命体征。

（5）心理护理：膝骨性关节炎病程长、恢复慢，鼓励患者积极乐观。向患者讲解手术的方式、注意事项，鼓励患者排除焦虑和恐惧心理，取得配合。

（二）术后护理

1. 常规护理　执行骨外科疾病术后护理常规。

2. 体位与活动　患肢抬高，一般用软枕垫于小腿处，将患肢抬高约 20cm，保持膝关节接近伸直位。

3. 饮食　给予高蛋白、高热量、高维生素、富含纤维素类饮食，多饮水，保持大小便通畅。风、寒、湿痹者，进食温热性食物，适当饮用药酒，忌食生冷。热痹者忌食辛辣、肥甘、醇酒等食物。

4. 病情观察 密切观察生命体征的变化，切口渗血情况，保持引流管通畅，防止引流管滑脱，扭曲和堵塞。患肢给予弹力绷带加压包扎，弹力绷带松紧要适宜，注意观察患肢末梢血液循环，如肢体感觉、运动、肿胀情况，触摸浅表动脉搏动，做好班班交接。

5. 疼痛护理 及时评估患者疼痛情况，局部伤口持续冰敷 12～48h，以减少出血、疼痛及肿胀；必要时遵医嘱给予镇痛剂，缓解疼痛，保证睡眠。

6. 功能锻炼指导 加强功能锻炼，生命体征平稳，麻醉恢复后指导患者进行股四头肌等长收缩锻炼和踝泵运动，每组 15 个，每天五组；术后第二天指导患者进行直腿抬高运动和腘绳肌锻炼，每组 15 个，每天 5 组。腘绳肌锻炼：患者平坐于床上伸直膝关节，并用力下压膝关节，每次维持 5s，肌肉收缩时，动作宜慢。医嘱给予患肢 CPM 锻炼膝关节功能，2次/d，30min/次；一周左右遵医嘱使用拐杖下床活动。

7. 健康教育及出院指导

（1）加强功能锻炼 坚持关节康复训练，如使用拐杖行走和正确上下楼梯。

（2）维持体重，减轻关节负重，减少剧烈运动，防止再次受伤。

（3）避免在手术初期长途旅行。

（4）注意保暖，避免常居潮湿、寒冷环境。

（慎 柳）

第十八节 骨肿瘤患者的护理常规

骨肿瘤最常见的是骨肉瘤，是原发性恶性骨肿瘤。恶性程度高，预后差。发病年龄以 10～20 岁青少年多见。好发于长管状骨干骺端，股骨远端、胫骨和肱骨近端是常见发病部位。

（一）术前/非手术护理

1. 常规护理 执行骨外科疾病术前护理常规。

2. 术前准备 完善辅助检查，做好手术准备。

3. 体位 协助患者安置舒适的体位。

4. 病情观察 贫血，恶病质的患者，补充高热量、高蛋白、高维生素及无机盐，必要时可给予静脉输血，或静脉营养。

5. 心理护理 安抚患者，针对患者紧张、焦虑的心理状态，及时给予安慰及疏导，使其情绪稳定，积极配合治疗。需要截肢的患者介绍成功回归社会的骨肿瘤截肢患者经历，避免手术对患者精神的打击。

（二）术后护理

1. 常规护理 执行骨外科疾病术后护理常规。

2. 体位与活动 截肢患者术后抬高患肢不宜超过两日，患肢维持在伸展位或功能位。保留肢体，肿瘤灭活再植术后的患者，抬高患肢，适当制动。

3. 饮食指导 多食高蛋白、高维生素、高钙及易消化的食物，糖尿病的患者进行糖尿病饮食指导。

4. 观察病情 严密监测生命体征，必要时吸氧、输血等治疗护理措施。化疗期间观察患者有无消化道功能紊乱的症状，维持水、电解质平衡。观察局部灭活后组织的反应、肿胀程度，表面皮肤的血运、温度及全身反应等。观察是否因包扎过紧，而导致的远端肢体肿胀的发生。

5. 疼痛护理 了解患者疼痛情况，术后正常疼痛应及时应用镇静剂和镇痛剂。

6. 预防并发症

（1）截肢患者按照截肢患者术后并发症预防护理常规护理。预防出血、残端水肿与感染、幻肢痛、关节挛缩畸形。

（2）病损切除术患者术后预防感染，如坠积性肺炎、尿路感染、便秘、压疮、血栓性静脉炎等，应做好相应的护理措施。

7. 健康教育及出院指导

1）心理护理：协助患者洗漱、进食及排泄等稳定患者的情绪，以减轻或消除患者的焦虑、恐惧心理。

2）康复指导：截肢患者按照截肢患者术后功能锻炼护理常规指导。病损切除术患者术后即可进行双下肢肌肉收缩锻炼和踝泵运动，术后3d行患肢髋膝关节屈曲锻炼，离床活动防跌倒。

3）出院指导

（1）指导患者运动后如有不适应卧床休息，防止过度运动。

（2）截肢患者行走中要注意保持平衡，以防跌倒。

（3）合理搭配饮食，保证足够营养的摄入。

（4）遵医嘱继续进行放射或化疗治疗。定期回医院复查，若发现特殊情况和病情变化应随时复诊。

（慎 柳）

第十九节 老年骨折患者护理常规

（一）术前/非手术护理

1. 常规护理 执行骨外科疾病术前护理常规。

2. 术前准备 完善辅助检查，禁烟酒，做好手术准备。

3. 体位 协助患者安置舒适的体位。

4. 病情观察 并发糖尿病、高血压、呼吸系统疾病的患者，加强生命体征监测，补充高热量、高蛋白、高维生素及无机盐，必要时可给予静脉输血，或静脉营养。对于精神紧张、夜间入睡困难者，可遵医嘱适量给予安眠镇静药，保证充分睡眠。

5. 心理护理 安抚患者，针对患者紧张、焦虑、悲观、失眠的心理状态，及时给予安慰及疏导，使其情绪稳定，让患者对自己所患疾病有所认识，使之感受到自己被重视、被尊重，积极配合治疗。

（二）术后护理

1. 常规护理 执行骨外科疾病术后护理常规。

2. 体位与活动　协作患者舒适卧位，指导患者早锻炼。

3. 饮食指导　多食高蛋白、高维生素、高钙及易消化的食物，并发高血压病患者指导低盐低脂饮食，糖尿病的患者监测血糖，进行糖尿病饮食指导。

4. 观察病情　严密监测生命体征，必要时吸氧、输血等治疗护理措施。观察患者有无消化道功能紊乱的症状，大小便性状，维持水、电解质平衡。观察患肢末梢血液循环、肿胀程度、温度及全身反应等。

5. 疼痛护理　及时评估患者疼痛情况，遵医嘱超前镇静、镇痛治疗。

6. 预防并发症

（1）警惕心、脑血管的并发症：严密观察患者的血压、脉搏、神志等体征变化，发现问题及时处理。

（2）防止呼吸道并发症：指导患者术后行深呼吸有效咳痰练习或者吹气球练习，上肢能活动的患者做扩胸运动，增加肺活量。两项锻炼每日3次，每次10遍。患者突发面色苍白、口唇发绀、呼吸困难要警惕肺栓塞发生，及时通知医生处理。

（3）压疮的预防：床单位加垫海棉垫，必要时给予气垫床保护。协助患者2h更换卧位1次，或抬臀3min。

（4）预防泌尿系感染：对长期卧床患者嘱其每日饮水2 000ml，留置导尿患者按留置导尿患者护理规范护理，保持尿道口清洁。

（5）预防消化系统的并发症：因病情需要使用激素治疗的患者警惕应激性消化道出血，密切观察腹部及大便情况，发现黑便及时报告医生处理。

（6）心脑血管意外：老年患者出现头痛、头晕、四肢麻木、表情异常（口角偏斜、流口水等）、健肢活动障碍、心前区不适和疼痛、脉搏细速、血压下降、腹部不适、呕血、便血等症状，应及时报告医生紧急处理。

（7）下肢深静脉血栓形成重在预防：严密观察肢体的肿胀程度，采用物理方法（患者的主动活动及被动活动、气压治疗）及药物预防等。注意下肢皮肤温度及小腿的周径。一旦静脉血栓形成，尽量避免患肢的活动，嘱患者勿揉、捏、按摩患肢，以防血栓脱落，并及时请相关科室会诊。

7. 指导老人功能锻炼　向患者和家属说明锻炼的目的是恢复局部肢体功能和全身健康，预防并发症，使手术达到预期效果。功能锻炼应循序渐进，不可过量，以不感到疼痛和疲劳为度。手外伤、上肢骨折患者，以恢复手指的抓、捏、握等功能为中心，同时注意肩、肘、腕关节的屈伸旋转功能锻炼。长期卧床的患者，指导做床上主动和被动的功能练习，每日按摩患肢1~2次，每次10min，以改善血液循环，防止肌肉萎缩及关节僵硬。患肢行局部功能锻炼外，还需要行全身性的锻炼，如深呼吸、扩胸运动、健康肢体屈曲锻炼等。

8. 健康教育及出院指导

（1）心理护理：协助患者洗漱、进食及排泄等稳定患者的情绪。

（2）生活护理：根据老人生活习惯协助完成首次进食水、首次下床活动，防止跌倒、坠床、烫伤、误吸等意外。

（3）出院指导：指导患者运动后如有不适应卧床休息，防止过度运动。行预防疾病复发知识的宣教，强调定期随访的时间及必要性。

（慎　柳）

第二十节　皮瓣移植术护理常规

随着显微外科技术的发展，在创伤显微外科领域中各种游离组织移植已得到广泛的应用，组织移植是修复创伤组织缺损的一个重要治疗方法，其中以皮瓣游离移植应用较多，传统的随意带蒂皮瓣移植，需要分次手术才能完成，疗程长，费用大，患者要忍受固定体位的痛苦等。应用显微外科技术进行吻合血管的或逆行带蒂的皮瓣移植，手术可一期完成，而且由于带血管皮瓣有血液供应，皮瓣耐磨擦，抗寒冻，弹性好，功能恢复佳，是创伤显微外科修复组织缺损的首选方法。

一、皮瓣血液供应的解剖学基础及其分类

吻合血管皮瓣移植的设计与皮瓣的血液供应类型有密切关系，在传统的直接皮动脉和肌皮动脉两种皮肤血液供应类型的基础上，我国解剖学工作者又提出了动脉干网状皮肤血管、肌间隔皮肤血管、肌间隙皮肤血管。

皮瓣成活的基本条件是良好的血循环，认识皮瓣血管的形态分布规律是选择和设计皮瓣必须具备的基本知识。

（一）皮瓣血液供应的解剖学基础

1. 皮瓣动脉的来源　供应皮瓣的动脉可直接起源于深部的动脉干，也可以由深部动脉干的分支发出。按起源的不同，可将皮瓣动脉分为3种。

（1）直接起源于深部的动脉干，动脉发出后，没有肌支至肌肉，而直接供应皮瓣，这种血管称为直接皮动脉。

（2）起源于肌皮动脉，肌皮动脉进入肌肉后，除发出一些肌支至肌肉外，另有分支穿出肌肉而至皮瓣。这种供应皮瓣的分支称为肌皮动脉皮支。

（3）起源于混合动脉是指由深部动脉干发出的动脉分为两种分支，分别供应肌肉和皮瓣，互不交错。其中至皮瓣的分支，称为混合动脉皮支。

2. 皮瓣动脉的走行　皮瓣动脉的走行随部位不同而有差异。

（1）进入皮瓣以前：除肌皮动脉应支的大部分发出后立即垂直穿过深筋膜进入皮下组织外，其余的皮瓣动脉包括混合动脉皮支、直接皮动脉及小部分肌皮动脉皮支，发出后都要在肌间隔或筋膜下疏松组织中走行一定距离，才穿过深筋膜进入皮下组织。穿入深筋膜以前，皮瓣动脉的走行方向基本上是向远心端。因部位不同，走行方向可稍有不同。在四肢都斜行向下，在头部及腹壁多斜行向上；在胸壁与肋间隙方向一致，但在侧胸壁皮瓣的动脉走行是向下方。皮瓣动脉的长度也颇不一致，长的可选70~80mm，短的可仅几毫米，行程长的动脉，口径相对粗一些，这种动脉常常是皮瓣的主要血管，可作为供皮区较理想的血管蒂。

（2）进入皮瓣以后：皮瓣动脉穿过深筋膜进入皮下组织后，主干在皮下组织中按原方向继续前行，行程的长短与动脉口径的粗细直接相关，其他则与它分布范围大小有关。

3. 皮瓣动脉的分支　皮瓣动脉在走行过程中逐渐发出分支，供应瓣的各层组织。动脉在各层组织中的分支，在口径上有粗细之分，在配布上有疏密之别。

4. 皮瓣动脉的吻合网　皮瓣中除真皮网状层的血管较稀少，属皮瓣缺乏血管的区域外，

其余各层的动脉都较丰富，且动脉间的吻合也很明显，有的是较粗大的动脉干之间的弓状吻合，有的是小分支之间的网状吻合，这为保证皮瓣的血液供应起到重要的作用。

5. 皮瓣的静脉　静脉一般与同名动脉走向相似，但口径较粗，吻合网更丰富。

（二）皮瓣的分类

1. 直接皮血管皮瓣　直接皮动脉起自深部动脉干，穿出深筋膜后在皮下组织内行走很长一段，距离行程与皮肤表面平行，沿途分支供应皮肤和皮下组织。直接皮动脉的起源有一定规律，但也有变异，血管本身可能移位、合干或缺如。直接皮动脉是它所供养皮区的血管轴，移植时只要将直接皮动脉及回流静脉与受区血管吻接，便能保证皮瓣成活。相邻的直接皮动脉之间有直接吻合，供应区互有重叠，但在一个皮肤区内只有一支优势血管，若这个动脉细小，邻区动脉会代偿性增大其供应区。

理想的直接皮血管皮瓣应该是血管的位置、起源和分布范围较恒定，口径合适，手术操作方便，皮瓣的静脉好，并最好伴有感觉神经。目前临床应用的直接应血管皮瓣有颈部皮瓣、耳后皮瓣、胸前皮瓣、侧胸皮瓣、下腹部皮瓣、腹腔沟皮瓣、小腿后部皮瓣、阴囊皮瓣等。

2. 肌皮血管皮瓣　肌皮动脉来源于供应肌肉的动脉，这些动脉干粗大，在穿越肌肉时发出大量分支，垂直向上，穿过深筋膜至皮下，形成皮下血管丛，供该肌表面的皮下组织和皮肤。全身的皮肤，绝大部分都覆盖着肌肉，每块肌肉都有血管分布，因此肌皮动脉是皮肤血液的主要供应者。理论上，凡是与皮肤有定接触面的骨骼肌，都可制成肌皮瓣。

3. 动脉干网状血管皮瓣　该型皮瓣的供皮面积大，动脉干变异较少，皮瓣血管位置较恒定，口径粗，两端皆可做吻合，操作方便。血管蒂的长度可自由选择，可在皮瓣内切取，亦可在皮瓣外切取，皮瓣内可有浅、深两组静脉供吻合，并可携带血液供应的神经、肌腱和部分肌肉，对受区有较大的适应性，利用动脉干两端皆可吻合的特点，可作为桥梁瓣与其他皮瓣或肌皮瓣连接，形成二级或三级串联皮瓣。目前临床应用的该型皮瓣有前臂皮瓣、足背皮瓣。

4. 肌间隔血管皮瓣　钟世镇等根据对肢体血管的观察，提出另一种新型的皮肤血管即肌间隔血管，由此形成的皮瓣称肌间隔血管皮瓣。

5. 肌间隙血管皮瓣　所谓肌间隙皮血管是经过肌肉之间的结缔组织间隙到达皮肤的血管。属于这一类型的皮瓣有胸三角皮瓣（胸肌三角肌间隙）、冈下皮瓣（三边间隙）、臂外侧上部皮瓣（四边间隙）、臂外侧中部皮瓣（肱二头肌外侧间隙）、臂上部皮瓣（竖脊肌外侧间隙）、股后上部皮瓣（臀肌下间隙）和小腿内侧皮瓣（小腿内侧间隙）。

二、皮瓣的选择原则

创伤显微外科的发展中应用皮瓣修复创面是发展最快、种类最多、成效最显著的一个技术。至今修复创面除了传统应用的各类皮片移植、局部转移皮瓣、皮管修复外，仅带蒂或游离皮瓣、肌皮瓣全身就有 70 余种。皮瓣的选择首先要考虑恢复功能，使之术后能恢复工作和能进行正常生活，皮瓣的血循环要佳，质地要优良，有韧性，弹性好，切取范围够大，并能恢复感觉，其次要考虑到外观皮肤不臃肿，厚薄合适。第三要考虑到对供区的影响，供区要隐蔽，切取后可直接缝合，或经植皮愈后无明显的功能障碍。第四要考虑简便、操作容易，成功把握及安全系数大。

三、常用皮瓣

(一) 肩胛皮瓣

肩胛皮瓣位于肩胛背部，上至肩胛冈下、下至肩胛下角上方2cm，外至腋中线，内至棘突旁，成人最大可达10cm×20cm左右。

(二) 侧胸外侧皮瓣

侧胸外侧皮瓣的血液供应来自于发自腋动脉的3条长轴走行的动脉胸背动脉、胸外侧动脉、直接皮瓣动脉所营养。

(三) 侧腹部皮瓣

侧腹部皮瓣是以第11肋间动脉为其血液供应。供区隐蔽，质地较好，比腹股沟皮瓣稍薄，皮瓣面积约为10cm×15cm，供区创面多可直接缝合，不损伤重要血管，有可供吻合的感觉神经，但血管蒂较短，在肋缘下分离血管时有损伤胸膜之可能。

(四) 胸脐皮瓣

胸脐皮瓣主要由腹壁下血管供养，但该血管又与腹壁上血管相吻合，故此皮瓣切取的范围较大，下至腹股沟上5cm处，上至第7或第8肋，外至腋巾线，内可超过中线1~2cm。可供切取的范围约20cm×40cm。

(五) 髂腹部皮瓣

髂腹部皮瓣有两对相互吻合的动、静脉系统，即腹壁浅动、静脉和旋髂浅动、静脉。两系统于腹股沟韧带下1.5~3.0cm处，起于股动脉的前侧或内侧壁上，在腹股沟韧带下进入深筋膜后，与其内侧的伴行静脉向上越过缝匠肌后，出该肌外缘供应髂股部皮肤。两组血管之间有许多交通支。切取包括两条动脉在内的髂腹股部皮瓣，先缝合其中任何一条动脉，血流仍可分布全部皮瓣。

(六) 股前外侧皮瓣

股前外侧皮瓣面积大，供皮区隐蔽，不影响美观，皮质好，皮瓣易于切取。皮瓣的血管蒂为肌间隙或肌间穿出皮动脉，故不损伤重要的血管。因此，是常见的皮瓣供区。

(七) 小腿内侧皮瓣

小腿内侧皮瓣是以胫后动脉为血液供应的皮瓣。胫后动脉从腘窝发出后，走行于小腿内侧趾长屈肌与比目鱼肌间隙中，逐渐浅出。胫后动脉从胫骨内侧髁至内踝连线的中、下1/3处，发出肌间隙应动脉支2~7支，其中2~4支者为75%。分支最集中部位是连线下1/3的上半部至连线中点之间。这些皮动脉穿出肌间隙后，供给小腿内侧皮肤血液供应。胫后动脉还发出一些肌支，如肌支较粗则皮支往往较细，反之则皮支较粗。皮动脉起始部外径0.7~0.8mm。胫后动脉有两条伴行静脉，皮静脉与皮动脉伴行。大隐静脉从小腿内侧皮下经过，对皮瓣静脉回流起一定作用。皮瓣感觉由于系大隐静脉伴行的隐神经支配，移植时吻接隐神经可作为带感觉神经的皮瓣。

(八) 小腿外侧皮瓣

小腿外侧皮瓣是目前足跟再造常用的皮瓣之一，该皮瓣以腓动脉皮支为血液供应，移植时以腓动脉为蒂，切取时对小腿血液供应影响较小，亦可制成带肌肉的肌瓣或带腓骨的骨瓣。可制成顺行或逆行皮瓣。修复四肢各种伴有肌腱、骨、关节等外露的软组织缺损创面。临床应用范围较广。

（九）内踝上皮瓣

内踝上皮瓣是以胫后动脉在内踝上方4cm和6.5cm的两条较大的皮动脉为血管蒂的皮瓣，这两条内踝上皮动脉可供应膝下10cm以下小腿内侧皮肤，故如切取带这两条血管蒂的皮瓣移位，不影响胫后动脉血液供应，皮瓣两边可达小腿正中线，上方可选中上1/3交界处，向下转位可修复小腿及踝足部创面，或交叉修复对侧小腿或足部创面。该皮瓣皮质较好，切取较容易，可替代以胫后动脉为蒂的小腿内侧下部皮瓣。它可修复小腿下部、踝部或足部创面。

（十）胫前皮瓣

胫前皮瓣是由来自胫前动脉及其伴行静脉的皮支为血液供应的皮瓣，此部位皮瓣的皮质较好，部位较隐蔽，胫前动脉及其伴行静脉的解剖位置恒定，血管口径较粗，吻合难度小。逆行转移修复足部被组织缺损时血管蒂位置表浅，容易解剖。但作为游离皮瓣或顺行转移以胫前动脉近端为蒂时，因其血管蒂较深，解剖血管有一定困难。皮瓣的血液供应属于动脉干网状血管类型。胫前皮瓣逆行转移可修复足踝部皮肤软组织缺损。顺行带蒂皮瓣转移可用于修复小腿上部及膝部创面。游离移植适用于中等范围的组织缺损，如手部或前臂等部位的皮肤缺损创面的修复。

（十一）膝与小腿内侧双蒂皮瓣

小腿内侧皮瓣有许多优点，但其切取范围仅限于小腿中下1/3，使用受到限制。而隐动脉供应的膝内侧皮瓣切取范围可达膝内侧及小腿内侧上1/3。正好与小腿内侧皮瓣相衔接，两者联合，可制成双蒂皮瓣。大大增加了皮瓣的面积，岛状移植特别适于修复同侧足髁部大面积组织缺损。

（十二）臂外侧皮瓣

臂外侧皮瓣根据其血液供应来源和供区范围，又可分为臂外侧面上部、中部和下部三块皮瓣；其共同特点是：供区隐蔽，切取较易，均属肌间隙或肌间隔类型的皮瓣。可用于修复手掌、手背皮肤软组织缺损。

（十三）臂后侧皮瓣

臂后侧皮瓣，皮下脂肪少，富有弹性，肤色接近颌面部皮肤，无毛，部位隐蔽，血管蒂长，口径适宜显微吻合，有感觉神经供对接，是颌面部修复较理想的供区。

（十四）足背皮瓣

足背动脉干是足背皮瓣的血管蒂，足背动脉干发出许多皮支在皮下组织内形成丰富的网，属于动脉干网状血管类型的皮瓣。

（十五）足外侧皮瓣

足外侧皮瓣是以足跟外侧动脉为血管蒂的皮瓣。由于该皮瓣的切取范围近侧到外踝上方3～4cm，远侧达第5跖骨底部，内侧在外踝及足背外侧1/3部，外侧到足底外侧缘，所以，既不是足跟外侧，也不只是足背的外侧，故称为足外侧皮瓣较为适宜。

（十六）足内侧皮瓣

足内侧皮瓣是以足底内侧动脉为蒂，切取足内侧皮瓣或足底内侧皮瓣以及两者同时切取的足内侧、足底内侧联合皮瓣。

（十七）前臂背侧皮瓣

前臂以桡动脉或尺动脉支供血的皮瓣，因皮质优良，供皮面积大，血管条件好，切取容易，成功率高等优点，临床应用多。但由于破坏一条主要血管，影响手部血液供应，且前臂遗留瘢痕，影响美观，这些缺点应引起重视。

（十八）尺动脉腕上支皮瓣

尺动脉腕上皮支在距豌豆骨 3.7cm 处起于尺动脉内侧，行于尺侧腕屈肌下方，由尺侧腕屈肌和尺侧腕伸肌间隙穿出后进入皮下，分为纵行的上行支和下行支，上行支沿豌豆骨与肱骨内上髁连线方向向前臂近侧走行，有两条平行静脉，上行支长约9cm。

（十九）示指背侧皮瓣

示指背侧皮瓣位于示指近节背面，以第 1 掌背动脉、指背静脉及桡神经支为蒂，可形成岛状皮瓣，局部转移修复虎口及拇指创面。

（二十）手指掌侧皮瓣

手指掌侧固有血管神经束，位于屈肌腱鞘两侧，手指侧旁中线略偏掌侧，神经位于动脉腹内侧。包含双侧指掌侧固有血管神经束的手指掌侧皮瓣，切取范围自指根至指端，两侧至侧方中线。

（二十一）手指侧方皮瓣

以指动脉为血管蒂的手指侧方皮瓣位于指侧面，位置隐蔽，皮瓣颜色、质地与受区近似，术后外形及功能均较满意，是修复手部中、小范围创面的理想皮瓣。由于保留了指掌固有神经，皮瓣切取后不损害供指的感觉功能，使皮瓣可选自邻近创面任何手指的侧面，设计灵活，转移方便。若皮瓣内包含指掌侧固有神经背侧分支，使转移皮瓣具有良好的感觉功能。皮瓣覆盖范围包括邻近、手指和手掌部，用来修复这一区域内中小范围创面。

（二十二）跗甲皮瓣

适用于修复拇指或其他指脱套伤的皮肤缺损及覆盖拇指再造术的植骨面。还可以切取部分有跗趾骨的皮瓣，修复拇、示及中指端的指腹缺损。

四、移植组织供区选择与准备

供区是指切取移植组织的部位。移植组织的种类很多，有皮瓣、肌皮瓣（肌肉、肌腱）、骨瓣，足趾或神经等。作为移植组织的供区，上述各类需要切取移植的组织应该是完全健康的，能够满足病损部位的修复或重建的要求。为此，供区的选择与准备必须做到：

（1）供区皮肤及外观应正常，无瘢痕或炎症，骨骼无变异。如需进行足趾移植，供足不能有足癣。

（2）供区在切取游离组织后，不应对局部功能和外观有明显影响。应衡量手术后对供区组织的功能影响与受区功能重建的得失，特别是部分皮瓣、肌皮瓣，足趾或神经等移植手术尤需慎重考虑。供区的组织，尤其是带有皮肤的移植组织，必须考虑到与受区的颜色和毛发分布相适应。移植组织的厚薄也应与受区缺损区相一致，还要注意供区移植组织其厚薄间的关系。由于病变切除后的受区创面扩大，而皮瓣离体后会缩小，若皮瓣与创面等大，缝合后由于张力过大而影响血液循环。因此，皮瓣的长宽应比创面大 2～3cm 左右，若皮下脂肪厚者还要加大，否则创口不易顺利缝合。

（3）供区移植的组织内必须包含有一条知名动脉及其伴行的静脉或其邻近的一条知名静脉，血管要有明确的解剖位置，变异小，而且易于寻找。如果在计划移植的组织内能找到两条动脉，或者移植区有主干血管通过，其远近两个断端均可做血管吻合，这就更有利于移植组织的成活。

供区移植组织内的血管应无病变，血管床良好。如切取足部组织时，必须在术前检查供足的足背动脉搏动是否有力，如有条件，可用多普勒血流仪进行检查，左右侧对比，以提供更为详细客观的资料。应从病史中了解供足部大隐静脉的弹性与坚韧度。假如血管管壁纤维化增厚，没有弹性，管腔狭窄或闭塞，则该部位就不能作为供区来选用。因为这种血管在做显微血管吻合之后，容易出现血循环危象，影响移植组织的成活。

（4）供区移植组织的血管口径应适合于做显微血管吻合。如果血管的口径太小，吻合口获得的有效血流量亦小，极易造成血管栓塞。

此外，供区移植组织的血管外径，与受区血管的外径和血管蒂的长短应相互适应。有时移植组织血管蒂短而血管外径大，或血管蒂长而血管外径细，为了弥补此种差别，可切取与移植组织营养血管相连的主干血管（或血管盘），以利于血管的吻接和移植。

（5）移植组织切取时的切口设计，要考虑到供区局部解剖特点，不能影响到移植组织的血液灌注功能。超过特定范围的较大面积的皮瓣，必要时需在移植术前先进行皮瓣的延迟手术。

（6）供区移植组织的选取，应考虑受区修复的需要。如果受区的缺损不仅有皮肤缺损，尚有深层的肌肉、骨、神经缺损时，则供区的选取就不能是单一的皮瓣组织，还需包含有上述的一种或多种组织，同时进行切取。

（7）修复足部、手部等皮肤缺损时，应同时修复感觉神经，以利于术后皮肤感觉的恢复。因此，供区的皮瓣内必须包含可供吻合的感觉神经。为修复和重建肌肉的功能，选择带运动神经的肌肉皮瓣时，以选择支配肌肉的运动神经的单支型为佳，以使于行神经显微缝合。

五、移植组织受区要求与准备

受区的局部常因外伤、炎症、肿瘤、瘢痕等原因处于病理状态，给组织移植手术带来一定的困难，因此，必须在术前充分判断局部病变情况，周密地设计手术方案。对受区的要求，其重要的是能否为移植组织提供一个良好的移植床；其次是在该部位能否解剖和显露出一组与移植组织血管外径大小一致的供血动脉和回流静脉，以便显微血管吻合，重新建立两者之间的血液循环。为此应注意下述几点：

（一）受区创面的准备

（1）对外伤后新鲜创面急诊进行吻合血管的组织移植修复时，受区创面必须彻底清创。有骨折者，可做内固定，以避免骨折断端刺伤已缝接好的血管。如果受区深层组织，如肌肉、神经、血管有断裂、缺损，应先做修复。

（2）对有慢性溃疡的受区，术前应做创面分泌物的细菌培养及药物敏感试验。术前3d要全身使用有效的抗生素，对溃疡局部亦需选用抗生素溶液湿敷，4~6次/d。术中应首先切除溃疡病灶及其周围的瘢痕组织，其切除深度应达比较正常组织层次为止。

（3）对有骨髓炎的受区，术前应首先行病灶清除，剔除死骨，刮凿骨面至有出血为止。创面用1：2 000氯己定（洗必泰）溶液浸泡5min，然后用生理盐水反复冲洗，更换手术无菌巾，器械及手术人员的手术衣及手套，以减少污染。

（4）对无菌创面，应切除病变组织及瘢痕组织，分离显露需要吻接的血管，修复已损伤的深部组织，以保证获得理想的效果。

（二）受区血管的选择

吻接后的受区动脉将是移植组织的供血动脉，受区的静脉将是移植组织的回流静脉。故受区血管的口径、走行方向、数目、吻合部位等，对移植组织的存活均有影响。

一般来讲，选用的动脉和静脉应平行或相邻近，一条动脉应有两条或两条以上的静脉相搭配。例如桡动脉选作受区的供血动脉，则其回流静脉不但可选用其一条或两条伴行静脉，还可选用头静脉，选用多条回流静脉可预防手术后移植组织的肿胀。

受区血管的口径应与移植组织血管口径相一致，才便于端端吻合，使移植组织获得最大的流速、流量及灌注压。若口径相差悬殊，应采用血管端侧吻合的方法，其夹角以45°为好，以获得最大的有效血流量，减少血流涡流，预防血栓的形成。

还要注意选择血管吻合的部位，以方便术中操作。避免吻合后受压和扭曲，最好选择在比较表浅的部位进行。

（三）注意远端血液供应

受区的动脉与移植组织的动脉做端端吻合时，如果受区在四肢部位，需注意以不影响受肢远端的血循环为原则；在肘、膝部以下，可选用主要的供血动脉之一。如伤肢仅存留一条供应动脉，则不能采用端端吻合。端侧吻合法常可以解决这一特殊情况。如果移植组织切取时包括侧支的主干血管，而又不影响供区的功能，则可做嵌接吻合。

（四）避免血管受压或损伤

显露受区血管，使移植组织的供血动脉和回流静脉避免受压或受到损伤，这与手术的成败有着较密切的关系。

动脉的搏动，不是判断血管是否正常的唯一标志，有时动脉搏动良好，但血管壁的质量并不好，这种血管段均应切除，直到正常为止。切除血管后的缺损段，可用静脉移植修复。若伴行静脉也因损伤等因素不能利用时，可经在受区附近寻找皮下静脉做吻合，以作为移植组织的回流静脉。切不可勉强采用受损伤和病变的血管做吻合用。

六、皮瓣移植术前的全身准备

根据受应区创面的情况，手术的范围和规模大小的不同，制定切实可行的护理计划，计划包括下述几个内容：

1. 一般准备　择期手术的患者，术前应检查患者全身情况，指导患者进高营养的饮食，增强患者体质，提高组织修复和抗感染能力。术前完成各种检查，包括：心血管功能、肺功能、营养和代谢状态、肾功能、肝功能、内分泌功能、血液系统及免疫系统等。全面细致地收集病史，通过系统的体格检查和实验室所提供的各种生理指标，综合分析判断，估计患者对手术的耐受力，特别是急诊患者更应全面考虑，不要勉强施行手术，以免造成严重后果。

2. 皮肤的准备　手术前一天进行备皮，备皮的目的是在不损伤皮肤完整性的前提下减少皮肤细菌数量，降低手术后伤口感染率，皮肤准备范围应符合手术要求。如手部手术皮肤准备范围从肘上至手指末梢；足部手术从膝上至足趾末梢；前臂手术的准备应上起肩关节，下至手指末梢；小腿部手术应上起髋关节，下至足趾束端；总之手术区域的皮肤准备要大，应跨越两个关节。

3. 体位的准备　皮瓣移植术对体位有严格的要求，术后需严格卧床，局部制动，故应使患者做好长时间卧床的准备，术前有意识地进行卧位练习，并训练在床上使用大小便器。某些带蒂的皮瓣移植需要做特殊的体位准备，比如锁骨下皮瓣、髂腹部皮瓣、交腿皮瓣、臀部皮瓣等。如行锁骨下皮瓣、髂腹部皮瓣手术的患者应练习将受区放入供区处，行交腿皮瓣移植的患者，应练习双腿交叉卧位。臀部皮瓣移植修复足部皮肤缺损，一般用于儿童，手术前家长应让患儿患肢经常做屈曲练习，也可做固定屈伸练习，方法是：用宽布带将患肢屈曲固定，根据患儿的耐受度，加长练习时间，训练时应注意分散患儿的注意力，让患儿习惯于此种卧位。

4. 心理准备　手术不仅是种创伤，在心理上也是一种压力。要让患者充分认识到手术对解除自己病痛的意义，术前应做好宣教工作，护理人员应了解患者的感受，同时给予有关手术的正确信息，可清除患者因误解引起的担忧，并获得同情及支持，术前的心理准备能减轻焦虑，有利于手术的恢复。

七、皮瓣移植术中的血循环危象与处理

（一）皮瓣危象的原因

皮瓣已游离，血管尚未切断前皮瓣突然变苍白，毛细血管回流不佳，皮缘出血点消失，皮下组织的微血管网由鲜红色变为暗红色或者消失，这种现象表示血液供应出现障碍；常见原因有：

（1）小血管损伤或结扎小分支的线结过于靠近血管壁，阻碍了血流。
（2）各种物理或化学因素致血管发生痉挛。
（3）血管畸形。
（4）患者血压降低，血容量不足。

（二）处理方法

（1）移动皮瓣，使血管处于松弛状态。
（2）用3%罂粟碱行血管外膜下封闭，并热敷。
（3）血管畸形对应采取适当方式矫正或放弃手术。
（4）静脉内注射解痉药物罂粟碱30mg。
（5）提高室温，使之至少不低于25℃。
（6）根据血压情况补足血容量。

八、皮瓣移植术后的护理

创伤显微外科的发展，给护理带来了许多新的问题，提出了更高的要求，皮瓣移植术是

一项创伤较大、难度较高的手术，患者的全身情况、手术操作的熟练程度和术前术后的良好护理，都是手术成败的重要环节。

（一）一般护理

1. 密切观察生命体征　术后初期由于麻醉作用、术前用药，手术反应、疲劳等因素，患者可能会出现一些异常的病理变化，故应注意密切观察生命体征，发现问题及时处理。

2. 血容量的观察　血容量不足可使心搏出量减少，周围血管收缩，影响移植皮瓣的血液供应，导致手术失败。所以术后要密切观察患者的脉搏与血压情况，收缩压应保持在13.33kPa（100mmHg）以上，如有下降应及时报告医生，给予静脉补血或加快补液速度。切忌使用升压药。临床上对血容量的观察指标包括：脉率、皮肤温度、尿量、颈静脉的充盈程度、末梢循环观察等。其他的方法还有：血红蛋白、血细胞比容测定、中心静脉压、血浆比重的测定等。

3. 出血情况的观察　比较大的皮瓣应观察创面边缘的渗血情况，随时估计出血量。

4. 保持非电解质平衡　及时补血补液，保持水、电解质平衡也是保证移植皮瓣成活的重要条件。

5. 止痛　疼痛可使机体释放5－羟色胺（为疼痛递质），其有强烈的收缩血管作用，如不及时处理，可导致血管腔闭塞或血栓形成。因此，要注意手术后的止痛。术后应根据病人情况选择使用止痛剂与止痛方法，尽量避免一切能引起疼痛的诱因，如伤口包扎过紧；患肢牵拉、扭曲和活动；体位不舒适等。术后治疗及护理动作要轻柔。

6. 抗感染　定时消毒病室，注意无菌技术，早期足量应用敏感抗生素，限制陪护人员，防止交叉感染。

（二）高依赖病房（high dependancy unit，HDU）的监护

由于皮瓣移植术后对护理的要求高，故在有条件的医院，患者应该入住高依赖病房。高依赖病房的条件包括：房间宽敞明亮，密闭性好，隔音性能好，病床设置1~2张，室温应保持在20℃左右。有中心吸氧、吸痰装置，有显微外科专科监护仪器及必备的急救器材药品等。室内配备器材应与病床相隔开，但应做到取拿方便。室内禁烟。病室定期进行空气消毒。HDU应配备具有较高专业素质的护士，负责患者的护理，建立HDU护理病历。

（三）术后体位的选择

不同的皮瓣移植手术术后体位安置也不同，但总的原则应是：

（1）不影响移植物的血液供应。

（2）不可使移植物受压。

（3）防止移植物血管吻合处发生扭曲和张力。

（4）有利于局部引流。

（5）遵守各种麻醉后的体位要求。

一般取平卧位，抬高患肢10~20cm。

（四）局部皮瓣的观察

1. 皮肤的颜色　移植组织的皮肤颜色应红润，色泽较健侧相同或稍红于健侧。观察时应注意以下三个因素的影响，即光线、供应区皮肤、消毒剂的影响。在自然光线下观察皮肤一般较红，也易出现偏暗的皮肤颜色，在白炽灯下观察皮肤颜色偏白，在热织灯下观察皮肤

颜色偏红。如供皮区皮肤颜色较深，移植后皮色一般较深，在临床上应根据对侧的供区皮肤比较。有时移植后的皮肤发黄或有异常红色，应考虑到消毒剂的影响，如碘伏、染红的苯扎溴铵（新洁尔灭）消毒液。如果皮肤变淡或苍白，且经处理无改善，应怀疑动脉发生痉挛或栓塞。如果移植组织皮肤颜色青紫暗红，常表示静脉回流受阻。

2. 皮肤的温度　一般情况下皮瓣的温度应在 33～35℃以上，如皮肤温度降低至 27～31℃之间或低于健侧皮肤温度3℃以上，并伴有色泽的改变，提示发生血循环危象。需立即处理。如皮肤温度低至27℃以下，则提示动脉性血循环障碍。术后 7d 内，应每小时测量皮肤温度 1 次，并与健侧作对照，测量皮肤温度的部位要固定，压力要恒定。

3. 毛细血管充盈时间　是了解真皮下毛细血管网是否充盈、血液供应是否存在的方法。具体做法是：用小指指腹或用小棒压迫移植皮肤，皮肤变苍白，压迫解除后皮色在 1～2s 内转红润。如果超过 5s 或反应不明显应考虑有血循环障碍的存在。

4. 皮肤的肿胀程度　一般皮瓣移植术后组织均有轻微肿胀，这是手术创伤所致的正常组织反应，常于术后 3～7d 逐渐消退。如果皮瓣肿胀明显并且持续，皮纹消失，表明静脉回流受阻，应立即报告医生进行处理。皮瓣肿胀程度的观察是比较可靠的血循环观察指标之一。

5. 局部出血情况　一旦发现局部性出血，应首先查明原因。出血量较多，移植物发生血循环障碍者，应立即进行手术探查，出血量不多，可继续严密观察和保持通畅的引流。切不可压迫皮瓣止血。

6. 血管的充盈和搏动　在移植物的深层存在较大的血管走行时，如足背皮瓣的游离移植常可见到静脉的充盈和动脉的搏动，可作为一种可靠的观察指标，较小的深层血管可借超声波血流探测仪来测定。

（五）皮瓣异常的处理

1. 皮瓣血管痉挛　血管痉挛是皮瓣移植术后常见并发症之一，如不及时处理，可造成管腔闭塞或血栓形成，导致移植手术失败。护理应注意：

（1）一切护理操作动作要轻柔，避免造成疼痛刺激。

（2）患肢有效制动，保证体位舒适。

（3）维持血容量稳定，纠正血容量不足。

（4）加强保暖：保暖不但是预防血管痉挛的重要措施，也是治疗血管痉挛的有效手段。术后初期最容易发生血管危象，在此期间的保暖则更为重要。室内温度应保持在 23～25℃。必要时局部可放置电热毯。肢体裸露部位可穿着棉袖套，患处也可用红外线灯做局部照射，以提高局部温度，一般采用 40～60W。

（5）对有吸烟嗜好者，入院后即应戒烟，并使患者知道香烟中尼古丁等物质既容易损害血管内皮细胞，又是血小板吸附剂，易造成吻合血管栓塞与痉挛。同时严禁其他人员在病房内吸烟。

（6）解痉药的应用：如妥拉苏林、山莨菪碱（654－2）、双嘧达莫、硝苯地平。阿司匹林等，可选择 1～2 种作为术后预防性用药，也可在痉挛血管的近侧端直接注射。

（7）手术探查：对顽固性血管痉挛（有时与血管栓塞难以鉴别），应报告医生进行手术探查。

2. 皮瓣水肿护理措施　如下所述：

（1）抬高体位，促进静脉回流。用棉签自移植物的远端向近心端滚动，对微循环瘀血有效。

（2）局部药敷：用50%硫酸镁湿敷。如伤口已愈合也可用新鲜马齿苋捣碎成泥敷于患处或做局部理疗促使水肿吸收。必要时可拆除部分缝线，或采取滴血疗法，经过上述处理效果不佳者可行手术探查。

3. 血管栓塞 动脉栓塞常在术后30min～6h内出现，皮瓣颜色变为淡红或苍白，肿胀不明显，皮纹增多，压痕不易消失，皮肤温度偏低，毛细血管回流不明显；随着栓塞程度的加重，皮瓣颜色加深，开始时发红，继而变紫、紫红或紫黑，肤色的变化限于局部或波及整个皮瓣，同时出现水疱或创缘出血增多。护理措施：

（1）局部升温保暖。

（2）若怀疑为血管痉挛，可先应用解痉药物对抗并观察疗效。

（3）一旦确诊为血管栓塞，应立即进行手术探查，切除栓塞的吻合口，重接或做血臂移植，力争尽早重建血液供应。

（六）特殊皮瓣的护理

1. 胸脐皮瓣 胸脐皮瓣移植术由于在切取胸脐皮瓣时携带部分腹直肌及腹直肌鞘，切取皮瓣后比较紧张的缝合腹直肌前鞘，这样使腹壁由松弛变得紧张，加上手术后腹部伤口的疼痛等造成胃肠蠕动减慢，如果术后饮食不当，易使胃内食物淤积造成胃肠道内过量的积气，引起腹胀。过量的积气能够引起膈抬高、腹胀造成膈痉挛、膈神经的共奋而引起呃逆，如果上述情况不能及时缓解，极易造成腹部伤口的裂开、感染，甚至造成皮瓣的血管痉挛，严重者可造成皮瓣血管栓塞、皮瓣坏死。为了防止出现以上情况，护理上应注意以下几点：

（1）对择期手术的患者，术前3d开始进半流或流质易消化的食物，术前晚给予清洁灌肠。

（2）患者入院后即行手法脐旁皮肤扩张术练习，嘱患者或家属每天有规律地抓捏及牵张脐旁周围的皮肤，使腹部的皮肤更加松弛，使其易于切取及伤口的缝合。

（3）术中尽可能的修复腹直肌前鞘，腹部的伤口一般可以直接缝合，但不能勉强。必要时行游离植皮封闭创面，术毕用腹带保护腹部。

（4）术后应禁食2～3d，逐渐进流质、半流质饮食，同时给予口服润滑性泻药，以避免便秘或粪性肠堵塞。

（5）术后做好患者的心理护理，解除患者的心理负担，适当应用镇静及止痛药物。

2. 臀部皮瓣 臀部皮瓣一般用于修复足跟皮肤缺损。由于臀部皮肤坐位时经常受磨擦，具有耐磨的特点，且皮瓣设计范围大，皮瓣较厚，可做臀上皮神经与足部皮神经吻合，为恢复足跟感觉创造了条件，因此显示了修复足跟的优越性。但由于皮瓣带蒂转移后患者需屈膝固定3周，给患者带来较大的痛苦，因此要谨慎的选择此种皮瓣。应选择体瘦者、膝关节活动无障碍者和无器质性疾病的患者。术前1周应做足跟至臀部的屈膝练习，屈膝时间应逐渐加长，夜间睡眠时应间断固定屈曲位，固定解除后注意做膝关节的屈伸练习。术后应行足跟至臀部的屈膝石膏固定，并注意皮瓣的色泽，牵拉度。保持床铺干净、平整，并注意皮瓣周围的清洁度，防止感染。由于皮瓣位置的特殊性，患者在大小便时应注意使用健侧位，保护创面。断蒂后需逐渐锻炼膝关节的活动度，1周后恢复正常的活动度。

（慎 柳）

第二十一节　髋关节结核护理常规

髋关节结核是结核分枝杆菌通过血液循环侵入髋关节而引起的感染。仅次于脊柱和膝关节结核，占全身骨与关节结核的第三位。本病多见于 10 岁以下的儿童，单侧性的居多，男性多于女性。

一、临床表现

1. 症状

（1）全身中毒症状：起病缓慢，患者常有低热、乏力、倦怠、食欲缺乏、消瘦及贫血等全身中毒症状。

（2）疼痛：早期症状为髋部疼痛，休息后可缓解。疼痛常放射至膝部，患儿常主诉同侧膝关节内侧疼痛，易误诊为膝关节疾病。小儿表现为夜啼。病变发展为全关节结核时，疼痛剧烈、不能平卧、不敢移动患肢。

2. 体征

1）压痛：早期髋关节前侧可有压痛，但肿胀多不明显。

2）窦道形成：病变后期常会在腹股沟内侧与臀部出现寒性脓肿，破溃后成为慢性窦道。

3）畸形：由于疼痛引起肌痉挛，髋关节呈现屈曲、内收畸形，并可引起髋关节半脱位或全脱位，通常为后脱位，肢体相对变短。儿童骨骺破坏影响生长长度，肢体短缩更明显。病变愈合后会遗留各种畸形，以髋关节屈曲、后收、内旋畸形，髋关节强直与下肢不等长最为常见。

4）跛行：随着病情发展，疼痛加剧，出现跛行。最早症状为步态发生变化，走路时健肢着地重而患肢轻，略显跛行。当病变发展为滑膜结核时跛行较明显，全关节结核最严重。

5）特殊体征：下列三种常用检查有助于本病诊断。

（1）4 字试验阳性：检查髋关节屈曲、外展或外旋 3 种运动。患者平卧于检查桌上，患肢屈髋、屈膝，将外踝置于健侧髌骨上方，检查者用手下压其患侧膝部，若因患髋疼痛而使膝部不能接触床面即为阳性。髋关节结核者本试验常为阳性。

（2）髋关节过伸试验阳性：可用于检查儿童早期髋关节结核。患儿俯卧位，检查者一手按住骨盆，另一手握住踝部提起下肢，直到大腿前面离开检查床面为止。同样试验对侧髋关节，两侧对比，可以发现患侧髋关节在后伸时有抗拒感觉，因而后伸的范围不如健侧大。

（3）托马斯（Thomas）征阳性：检查髋关节有无屈曲畸形。患者仰卧于检查床上，检查者将其健侧髋骨、膝关节完全屈曲，使膝部尽可能贴近前胸，此时腰椎前凸完全消失而腰背平贴于床面。

二、辅助检查

1. X 线检查　早期可见股骨头及髋臼局限性骨质疏松，关节囊肿胀。后期因软骨破坏，关节间隙变窄，骨质不规则破坏，有死骨或空洞，甚至股骨头部和颈部完全破坏，但少有新骨形成。可伴有病理性脱位。

2. CT、MRI 检查　能清楚显示髋关节内积液和微小骨骼破坏病灶。MRI 还能显示骨内的炎性浸润，有助于早期诊断。

3. 其他　明确诊断应依靠病理学和细菌学检查。

三、治疗原则

早期治疗和综合疗法是髋关节结核的治疗原则。综合疗法包括全身抗结核药物治疗和局部治疗。

1. 单纯滑膜结核　抗结核药物与手术治疗结合应用。局部关节穿刺注入抗结核药物，再行皮牵引和石膏固定，以维持关节于功能位。

2. 单纯骨结核病变　在髋臼和股骨头部位时容易累及关节，应及早行病灶清除，自体松质骨置入术。术后行皮牵引或髋人字石膏固定。

3. 全关节结核　尽快手术治疗，挽救关节功能。早期可行病灶清除术，术后皮牵引 3 周。后期患者在病灶清除的基础上加髋关节融合术，疗效不明显者可行全髋关节置换术。关节屈曲、内收、外展畸形者，可做转子下矫形截骨术。

四、护理评估

1. 健康史　了解患者有无结核病史或接触史，询问结核病的发病时间、治疗情况。了解患者有无其他疾病史及药物过敏史。

2. 身体状况

（1）评估患者有无结核病的全身中毒症状。

（2）局部症状：观察疼痛的部位、性质及程度，儿童有无夜啼现象；观察有无关节肿胀、畸形、肢体短缩变形；评估患肢关节功能，有无活动受限；观察有无窦道形成。

（3）评估 X 线检查结果。

（4）观察药物治疗效果及不良反应。

3. 心理 – 社会状况　评估患者心理状态及对疾病的认知程度。

五、护理诊断

1. 疼痛　与关节结核有关。

2. 舒适的改变　与肢体活动受限有关。

3. 营养失调　与机体消耗代谢增加有关。

4. 体温升高　与感染有关。

5. 皮肤完整性受损的危险　与肢体固定、局部皮肤长期受压有关。

6. 潜在并发症　关节病理性脱位、失用综合征。

7. 知识缺乏　缺乏疾病及康复知识。

六、护理措施

1. 术前护理措施

1）观察要细致：髋关节结核多见于 10 岁以下的幼儿。由于小儿语言表达能力差，应密切观察病情变化。

2）防止感染：行关节腔抽液后注入抗结核药物时，应严格无菌操作。抽出的脓液、污染敷料和器械，做好消毒处理工作，防止交叉感染。

3）牵引护理：患者关节疼痛，采用皮肤牵引，牵引重量儿童为 0.5～1.0kg，成年为 2kg，保持患肢外展 30°中立位。为防止病理性骨折的发生，应严格卧床休息。

4）术前适应性练习

（1）训练床上排便：因患者术后需行髋人字形石膏固定 3～6 个月，应训练患者在卧位时使用便器。

（2）抬臀运动训练：用双手支撑身体抬高臀部离床 10cm，停顿 10s 后缓慢放下。

（3）关节活动训练：指导患者进行足趾伸、屈运动，踝关节背伸、跖屈运动和膝关节的伸、屈运动。

5）发热护理：因结核患者长期低热、盗汗，应及时擦洗皮肤，更换清洁干燥的衣裤、床单，使患者舒适。若退热过程中患者大量出汗，体液丢失过多，要鼓励患者多饮水，适当给予静脉补液，维持水、电解质平衡，防止发生虚脱。若体温超过 39℃，应每 4h 测量体温 1 次，并采用物理降温措施，如温水擦浴、酒精擦浴、冰敷等，必要时给予药物降温，防止惊厥、谵妄等发生。

6）休息及饮食护理：保持病室空气新鲜，适当调节室温及光线，使患者得到良好的休息，可降低机体代谢，减少消耗，有利于机体康复。指导患者进食高蛋白、高热量、高维生素、粗纤维食物，必要时静脉补充氨基酸、清蛋白、新鲜血，以提高机体抵抗力。

7）疼痛护理：观察疼痛的部位、性质及程度，消除诱发疼痛的因素。应用松弛疗法减轻患者的不舒适感。限制患肢活动，使用支架、皮牵引或石膏固定患肢于功能位，可以缓解肌肉痉挛，减轻疼痛，防止关节畸形。疼痛剧烈时，遵医嘱适当给予镇痛剂。在进行护理操作过程中动作应轻柔，以免增加患者的痛苦。

8）给药护理：遵医嘱使用抗结核药，合理安排给药时间及控制药物浓度，在用药过程中，注意观察药物的疗效及不良反应，定期复查肝肾功能，若发现恶心、呕吐、耳鸣、听力下降、肝肾功能损害等症状，应及时告诉医生以便采取相应措施，或更换药物。

2. 术后护理措施

1）体位护理

（1）术后搬运患者时，由 2～3 人平稳移至床上，注意托住患肢，行髋人字石膏固定者，应加以保护，防止石膏变形或折断。

（2）取平卧位，行皮牵引者，患肢处于外展中立位，牵引重量为 2～3kg。

2）病情观察

（1）密切观察生命体征变化，必要时给予心电监护。

（2）观察伤口敷料及引流情况：髋关节结核术后伤口渗血较多，石膏固定后不易发现，注意石膏边缘有无渗血，并观察患者面色、脉搏及血压等，发现异常及时通知医生处理。保持引流管通畅，观察并记录引流液的颜色、性质及量，妥善固定引流管，防止脱落。

（3）观察患肢血液循环情况，发现异常及时通知医生。

3）预防并发症：加强皮肤护理，勤擦洗及按摩受压部位，保持床单清洁、干燥、平整，防止压疮发生；经常翻身拍背，鼓励患者咳痰，避免着凉，防止坠积性肺炎发生；留置尿管者，鼓励饮水，每日做膀胱冲洗，训练膀胱功能，尽早拔管，防止泌尿系感染。

4）功能锻炼

（1）术后第 1 天，可做股四头肌的静力收缩运动、上肢及健侧下肢的活动；肩关节各个方向的活动；手指进行用力握拳、屈伸；足趾分开并拢等。

（2）术后 1 周，双手支撑进行抬臀练习；4 周以后可做膝关节的屈伸练习。

（3）6~8 周后，X 线拍片复查，髋关节病变已愈合者，可去除皮牵引，持双拐下床练习行走，但患肢不能负重。

（4）12 周以后，根据患者具体情况改用单拐，患肢可轻度负重。

七、健康教育

（1）相关知识宣教：髋关节结核是一种慢性病，病程较长，患者及家属易产生焦虑、急躁的情绪，应向患者及家属介绍疾病的相关知识，帮助其了解病因、病理过程，讲解手术及麻醉方法、术后注意事项，出院后必须配合治疗，促进康复。

（2）说明局部制动的方法、目的和意义，争取患者的配合。

（3）如经 1~3 个月的保守治疗后，病情不见好转，或反而加重，应尽早选择手术治疗，以免由单纯滑膜结核发展成全关节结核。

（4）出院指导：石膏固定的患者，教会其石膏护理的方法及如何观察患肢末梢血运；功能锻炼过程中，避免过度疲劳和早期负重。

（慎　柳）

第二十二节　膝关节结核护理常规

膝关节结核临床上较常见，仅次于脊椎结核，占全身骨与关节结核的第二位。因膝关节滑膜丰富，故多发滑膜结核。常见于儿童和青壮年。

起病缓慢，以炎性浸润和渗出为主，膝关节滑膜丰富，故滑膜结核发病率较高。骨型结核多发生于股骨干端和胫骨上端。骨结核的脓液可向关节内穿破，引起全关节结核，后期出现寒性脓肿，破溃后成为窦道，经久不愈，可发生病理性关节脱位。病变静止后可成为纤维性或骨性强直。

一、临床表现

患者一般有结核病史或结核病接触史，少数患者可同时患有其他骨结核或骨外结核病。常为单侧关节发病，双关节或多关节极少见。

1. 症状　通常膝关节结核患者全身症状较轻。若合并有全身其他活动性结核时则症状加重。表现为低热、盗汗、贫血、消瘦、易疲劳、食欲缺乏等。患儿可因夜间突发疼痛而产生夜啼、易哭闹等特有表现。单纯滑膜结核一般疼痛较轻，以隐痛为特点；劳累后加重，休息后缓解。

2. 体征

（1）疼痛：单纯骨结核局部压痛明显。全关节结核可剧烈疼痛，特别是活动时疼痛加重，膝部有广泛压痛。当结核脓肿破溃减压或病变吸收后，疼痛可逐渐减轻甚至消失。

（2）肿胀：单纯滑膜结核可见关节普遍肿胀，关节内渗液多时浮髌试验可为阳性。单纯骨结核的肿胀常常局限在病变的一侧。全关节结核肿胀明显并且广泛，因膝关节功能明显障碍，肌萎缩明显，故呈典型的梭形畸形。

（3）跛行：单纯滑膜结核可有轻度的跛行，膝关节伸直受限。单纯骨结核主要为劳累后酸痛不适，故跛行多不明显。全关节结核患者膝关节功能明显受限，甚至不能行走，常有膝关节病理性半脱位，故治愈后也遗留跛行和畸形。

（4）寒性脓肿和窦道：单纯滑膜结核寒性脓肿多见于腘窝部、膝关节两侧及小腿周围。脓肿破溃后形成窦道长期不愈合，亦可继发混合感染。单纯骨结核形成窦道的病例相对少见。全关节结核在腘窝部和膝关节周围均可触及寒性脓肿，脓肿破溃后形成慢性窦道，长年不愈，经窦道排出米汤样、干酪样物质及死骨，窦道口周围皮肤瘢痕硬化，皮肤色素沉着。

（5）畸形：单纯滑膜结核和单纯骨结核引起的膝关节畸形常不明显，主要是轻度屈曲畸形，膝关节过伸受限。全关节结核患者因关节骨质破坏严重，加之肌肉萎缩、肌肉痉挛及韧带的松弛，可产生膝关节内外翻畸形和半脱位；严重时关节畸形位强直，造成患肢髋关节不能伸直和跟腱挛缩，患肢呈现屈髋屈膝足下垂畸形，只能用足尖着地。

二、辅助检查

1. 影像学检查　单纯滑膜结核 X 线片可表现为髌上囊扩大或滑膜囊增生肥厚，股骨远端及胫骨近端可出现普遍的骨质疏松。膝关节单纯骨结核早期周围软组织层次不清，晚期则主要表现为肿胀。中心型病变可呈磨砂玻璃样改变，可出现大块致密的死骨。边缘型主要表现在骨质边缘区的虫蛀样溶骨破坏，一般无死骨。晚期全关节结核关节间隙狭窄或消失，严重者可有骨性强直、畸形，还可见病理性脱位。

2. 关节镜检查　对膝关节滑膜结核早期诊断具有重要价值，可同时行组织活检及滑膜切除术。

三、治疗原则

膝关节结核的治疗主要包括全身治疗和局部治疗。

1. 非手术治疗

（1）支持治疗：增加高蛋白、高维生素饮食，少量多次输新鲜血以纠正贫血，注意休息。

（2）药物治疗：应用抗结核药物。

（3）局部制动：膝关节结核通过牵引或石膏制动可防止畸形，适用于早期单纯滑膜结核和早期骨结核。

（4）关节穿刺：在髌上囊内或外侧，也可在关节间隙处穿刺，抽出结核性渗液，注入无菌生理盐水，反复几次，待抽出的生理盐水清亮后，再注入抗结核药物。

2. 手术治疗

（1）膝关节滑膜次全切除术：适用于单纯滑膜结核患者非手术治疗无效者或晚期滑膜结核滑膜肥厚者。

（2）膝关节结核病灶清除术：适用于病灶接近关节、易侵入关节或有死骨及骨脓肿；对于保守治疗无效的单纯骨结核亦适用。

（3）关节融合术：膝关节结核关节损毁严重并有畸形者，在病灶清除的基础上行膝关节加压融合术。

四、护理评估

1. 健康史 了解患者有无结核病史或接触史，询问结核病的发病时间、治疗情况。了解患者有无其他疾病史及药物过敏史。

2. 身体状况

（1）评估患者有无结核病的全身中毒症状。

（2）局部症状：观察疼痛的部位、性质及程度，儿童有无夜啼现象；观察有无关节肿胀、畸形、肢体短缩变形；评估患肢关节功能，有无活动受限；观察有无窦道形成。

（3）评估 X 线检查结果。

（4）观察药物治疗效果及不良反应。

3. 心理 - 社会状况 评估患者心理状态及对疾病的认知程度。

五、护理诊断

1. 疼痛 与关节结核有关。

2. 舒适的改变 与肢体活动受限有关。

3. 营养失调 与机体消耗代谢增加有关。

4. 体温升高 与感染有关。

5. 皮肤完整性受损的危险 与肢体固定、局部皮肤长期受压有关。

6. 潜在并发症 关节病理性脱位、失用综合征。

7. 知识缺乏 缺乏疾病及康复知识。

六、护理措施

1. 非手术治疗及术前的护理措施

（1）病情观察：观察患者生命体征及膝部变化，对于发热、关节疼痛肿胀、跛行等患者应严格卧床休息。

（2）注意无菌操作：对于病灶关节处抽出脓液并注入抗结核药物者，要严格无菌操作。抽出的脓液、污染敷料和器械均应认真消毒处理，防止交叉感染。

（3）缓解与控制疼痛：嘱患者卧床休息，尽量避免膝关节的屈曲活动，用托马斯架行患肢小腿皮牵引，以固定保护患部；在床上安置护架，避免棉被直接压在患处；移动患者时，应抬起患处的上下关节。

（4）功能锻炼：指导患者健侧行主动及被动的全关节范围运动，患肢尽早行股四头肌等长收缩练习，每次收缩完全放松后在再做下一次，以手感觉髌骨上下滑动为有效，每天 4～6 次，每次 5～10min，以患者不感觉疲劳为宜。

2. 术后护理措施

1）体位护理

（1）管形石膏固定者，患者回病房要平稳搬移至病床上，勿使石膏折断或变形。用手掌托住石膏固定的患肢，忌用手指捏压。术后平卧 6h 后可翻身，侧卧时患肢在上侧，避免压迫折断石膏。

（2）患肢用枕垫抬高20~30cm，可促进血液循环，减轻局部充血。

2）病情观察：术后密切观察患者的生命体征，注意伤口及引流的情况，记录引流液的性质、量。24h引流量大于200ml，应及时通知医生处理。注意患肢有无疼痛，有无皮肤苍白、感觉异常、温度下降及肢体肿胀等情况，防止血液循环障碍。

3）预防感染：行膝关节加压融合术者，除用关节加压器固定外，还需用长腿石膏托固定。在做好石膏护理的同时，也要保护加压器针眼，用无菌纱布覆盖固定，避免伤及患者及其他人；预防针眼感染，每天75%酒精消毒2次。

4）功能锻炼：术后当天麻醉消失后可开始行健侧肢体及患肢踝关节伸、屈锻炼，以减轻足部水肿；术后第3d开始进行股四头肌等长收缩训练；指导患者正确下床及负重：下床前先练习坐起，开始靠坐，逐渐过渡到扶起、自坐、床边坐，要求达到很平稳地坐在床边，再扶双拐下地。下地时注意保护，防止碰伤及直立性低血压。根据手术的种类，术后3~6个月患肢可逐渐负重，由双拐→单拐→弃拐。

七、健康教育

1. 相关知识宣教　膝关节结核是一种慢性病，病程较长，患者及家属易产生焦虑、急躁的情绪，应向患者及家属介绍疾病的相关知识，帮助其了解病因、病理过程，讲解手术及麻醉方法、术后注意事项，出院后必须配合治疗，促进康复。

2. 指导功能锻炼　膝关节结核的患者由于病程长、患肢活动少，多伴有股四头肌萎缩及不同程度的膝关节畸形、活动受限等，指导患者术前进行功能锻炼，告诉患者及家属锻炼可促进股四头肌肌力，防止膝关节功能的进一步退化，同时也为术后的功能锻炼做好准备。

3. 出院指导

（1）多在户外晒太阳。紫外线对细菌生长有抑制作用，并可促进人体维生素D的形成，改善钙、磷代谢，对预防骨质疏松和骨结核的恢复大有帮助。在户外活动时最好戴护目眼镜，以免发生强光性眼炎。

（2）继续加强功能锻炼，掌握正确的锻炼方法，要避免摔伤。

（3）定期回院复诊，X线片示正常后患肢可逐渐负重行走。

（慎　柳）

第二十三节　老年骨质疏松症护理常规

骨质疏松症（osteoporosis，OP）是生物衰老在骨骼方面的特殊表现，又称退行性骨质疏松症，是以骨量减少和骨组织的细微结构破坏为特征，导致骨骼强度降低，脆性增加而易发生骨折的全身代谢性骨病。骨质疏松不可逆转，积极防治可延缓其发生和发展。骨折是骨质疏松症的主要并发症，是引起老年人卧床率和伤残率增高的主要因素。

一、病因

1. 遗传与环境因素　老年性骨质疏松的发生与遗传及环境因素密切相关，其遗传决定作用受到激素、环境和营养因素的调节，主要取决于年轻时的骨峰值以及骨的丢失速度。

2. 年龄、性别因素　随着年龄增长，性腺功能减退，性激素分泌减少，导致骨吸收和骨形成过程的动态平衡关系破坏，骨钙转化成血钙速度大于骨钙向骨骼沉积的速度，造成骨质疏松。研究表明，女性绝经期后由于性功能下降，抑制骨吸收和促进骨形成的性激素水平明显降低，可致骨质疏松症。60 岁以上的老年人，女性发病率为男性的 3 倍。

3. 疾病与药物因素　肠道疾病如慢性腹泻、胃肠切除术后，慢性胆囊炎、慢性肝炎、甲状旁腺功能亢进、糖尿病、肾上腺皮质功能亢进等。长期服用糖皮质激素、甲状腺素等，均可影响钙的吸收，尿钙排出增加，骨量丢失。

4. 不良生活方式　运动量小、光照少，长期酗酒、吸烟，营养缺乏等导致骨骼结构、强度变化，肌肉负荷及牵引力下降，成骨细胞活性减低，破骨细胞活性相对增强致骨质疏松症。

二、病理机制

随着年龄增长，成骨细胞的成骨功能障碍，导致骨骼重建失耦联，骨代谢功能减退，引起骨量丢失，最终导致低骨量和骨质疏松症的发生。另一方面衰老会导致 $1, 25 - (OH)_2 - VitD_3$ 缺乏或作用缺失，肠道钙、磷的吸收减少；甲状旁腺素分泌增加，骨转化率增加，导致骨量减少而发生骨质疏松。另外，雌激素和雄激素缺乏也可导致骨转换率增加。

三、护理评估

（一）健康史

（1）询问老年人的年龄、饮食结构、活动状况，有无骨折病史，有无甲状旁腺功能亢进、糖尿病等病史；有无吸烟、酗酒等不良生活习惯。

（2）了解老年人的家族遗传情况、病史及用药情况。

（二）身体状况

1. 症状　早期无自觉症状，随病情发展可出现无明显诱因的全身疲乏无力，腰膝酸软，四肢关节和全身疼痛。骨痛为弥漫性，无固定部位，以腰背痛多见，于劳累或活动后加重，负重能力下降。

2. 体征

（1）身长缩短、畸形：椎体骨密度减少而压缩变形，其中椎体压缩性骨折是老年人身材变矮、驼背的主要原因。

（2）骨折：是骨质疏松的严重并发症。骨质疏松后骨的脆性增加，轻微外伤可发生骨折。多发部位有股骨颈骨折、脊柱压缩性骨折和桡骨下端骨折。老年人骨折后愈合差，并发症多，常危及生命。

（三）心理社会状况

骨质疏松的患者常因疼痛或活动受限而产生压力，一旦骨折疼痛加剧，生活自理能力下降，而且会增加家庭负担，老年人会因此产生焦虑、烦躁、悲观等心理。

（四）辅助检查

1. X 线检查　是最简单易行的检查方法，但只能定性，不能定量。一般在骨量丢失30% 以上时才能在 X 线片上显示出骨皮质变薄，骨小梁变细，密度降低。

2. 骨代谢生化指标　包括骨形成指标、骨吸收指标和血、尿骨矿成分。

3. 骨密度检查　常采用单光子骨密度吸收仪、双能 X 线吸收仪、定量 CT 检查。

四、护理问题

1. 疼痛　与骨质疏松、骨折有关。
2. 躯体活动障碍　与骨质疏松致畸形或骨折有关。
3. 情境性自尊低下　与骨质疏松致畸形有关。
4. 潜在并发症：骨折　与骨质疏松有关。

五、护理目标

（1）患者疼痛减轻，舒适感增加。
（2）患者能维持躯体功能，生活能自理。
（3）患者能正视自身形象的改变，无社交障碍。
（4）患者未发生骨折或骨折发生时能积极自救、呼救。

六、护理措施

1. 一般护理
（1）环境：提供安全的生活环境，地面平整干燥无障碍，卫生间设置扶手。
（2）饮食：鼓励老年人多摄入含钙和维生素 D 丰富的食物，含钙高的食物，如牛奶、乳制品、豆制品、海产品等；含维生素 D 丰富的食物，有鸡蛋、肝、鱼肝油等。
（3）休息与活动：根据老年人的身体状况，制订适宜的活动计划。活动计划的制订要因人而异，通过循序渐进的锻炼可增强骨骼的强度和韧性。
2. 治疗配合　遵医嘱用药，并注意观察药物的疗效及不良反应。
（1）钙制剂：服用钙制剂应鼓励患者适当多饮水，增加尿量，以减少泌尿系统结石的危险，避免与含鞣酸的食物同服，如茶、咖啡、绿叶蔬菜等。
（2）钙调节剂：包括降钙素、维生素 D、雌激素等。使用降钙素时要观察有无低血钙和甲状腺功能亢进的表现；服用维生素 D 的过程中要监测血清钙和肌酐的变化；使用雌激素的老年女性，应了解家族病史，如肿瘤或心血管病史，严密监测子宫内膜的变化，注意有无阴道流血，定期检查乳房。

附：氨基酸螯合钙
螯合钙是利用分子能量纳米螯合转换设备，通过气穴崩塌原理，将 L－天门冬氨酸与氢氧化钙爆破产生瞬间高压、高温搅拌、粉碎、乳化并有效螯合而成。
吸收率高，无需 D_3 的参与，避免 D_3 过量引起的毒性及不良反应。
安全性高，结构稳定，避免游离出钙离子与草酸等物质结合生成不溶物。
溶解性高，螯合钙颗粒小，可迅速溶解于水，溶解度为碳酸钙的 400 倍，无需胃酸水解。
（3）二磷酸盐：注意有无消化道反应，静脉给药注意血栓性疾病的发生。
3. 其他护理内容
（1）病情观察：观察老年人有无身长缩短、体型改变，了解其疼痛的部位、程度，询问其饮食、活动及用药情况。

（2）缓解疼痛：卧床休息、热水浴、按摩等使腰部软组织和脊柱肌群松弛减轻疼痛。卧床期间鼓励患者做四肢功能性锻炼，防止骨质疏松加剧。应用音乐疗法、暗示疗法也可缓解疼痛。疼痛明显者，可遵医嘱用药。

（3）预防并发症：尽量避免弯腰、负重等行为，提供安全的环境，衣着鞋袜合体，预防跌倒。已发生骨折的患者，应注意保持清洁、身体处于功能位，勤翻身，适当变换体位预防压疮。

4. 心理护理　因骨质疏松致身高变矮、驼背等，使老年人产生悲观、孤僻的心理，应鼓励老年人表达内心的感受，指导其进行自我调节，适应形象改变。也可指导老年人穿宽松的衣服掩盖形体改变。

5. 健康教育

（1）知识宣教：提供有关骨质疏松症的书籍、图片等资料，组织老年人定期学习。护理人员可对资料内容或老年人提出的相关问题给予解释指导。

（2）生活指导：指导老年人坚持户外运动，注意防跌倒。帮助老年人制订饮食计划，做到各种营养素合理搭配，多食用富含钙及维生素 D 丰富的食物。保持充足的睡眠。

（3）用药指导：教会老年人掌握各种药物的使用方法、疗程，并学会对不良反应识别及处理能力。

（4）康复训练指导：急性期注意卧姿，可使用软枕使肢体处于功能位。慢性期注意对相关肌肉群的训练，如腹肌训练、背肌训练等。同时可配合有氧运动增强体质。

七、护理评价

（1）患者疼痛减轻或消失。

（2）患者能合理进食，适当活动，躯体功能有所改善。

（3）患者未发生并发症。

（李　巧）

第二十四节　老年骨关节病护理常规

骨关节病（osteoarthritis）又称为退行性关节炎、增生性关节炎，是指随着年龄的增长，关节退行性变，关节软骨破坏所致的慢性关节炎症。本病好发于负重关节和多动关节，主要表现为关节疼痛、活动受限、晚期会出现关节畸形，是老年人致残的主要原因之一。临床上将骨关节病分为原发性和继发性两类，老年人骨关节病多属于原发性。

一、病因

老年骨关节病发病是多因素联合作用的结果，年龄与肥胖是其发病的主要因素，往往受体质的影响。体重超重的老年人下肢承重关节特别是膝关节易发此病。长期不良姿势导致关节形态异常、长期频繁的关节剧烈活动对关节磨损也是本病的易发因素。此外，吸烟和长期使用激素也是促发因素。

二、病理机制

局部因素（肥胖、创伤、肌肉无力）→软骨细胞活化→炎症抑制因子减少→软骨损伤、滑膜炎症→骨关节炎。

全身因素（关节退化改变、遗传）→软骨下骨微骨折→致炎及破坏性因子增加→骨硬化、骨赘→骨关节炎。

三、护理评估

（一）健康史

（1）询问老年人有无关节疼痛，疼痛的原因、程度、持续时间及与气候的关系；询问其有无关节活动障碍；询问关节疼痛与体位姿势和活动的关系；询问治疗及缓解情况。

（2）了解有无从事过使关节劳损的工作，有无扭伤史及关节脱位。

（二）身体状况

1. 症状

（1）关节疼痛：早期表现为关节酸痛，多在活动或劳累后出现，休息可缓解。随病情发展，疼痛程度加重，尤其是膝关节在下楼、负重、久坐后、下蹲后疼痛更为明显。

（2）关节僵硬、活动受限：表现为关节活动不灵活，久坐或休息后不能立即活动，关节僵硬，活动后症状明显缓解。疾病晚期，关节不能活动将是永久的。

（3）关节内卡压现象：关节内有小的游离骨片，患者常表述关节疼痛，活动时有响声和不能屈伸，易使老年人跌倒。

2. 体征

（1）关节肿胀：并发滑膜炎时常出现肿胀，以膝关节多见。肿胀多与充血、水肿、肥厚有关，严重者可出现关节腔积液。

（2）关节畸形：晚期，由于关节结构破坏，关节囊挛缩可造成关节畸形。膝关节内翻、外翻畸形或屈曲畸形，髋关节屈曲、内收或外旋畸形。

（三）心理社会状况

骨关节病患者因长期反复的关节疼痛，活动受限和关节变形，影响日常生活，致自理能力下降，给老年人的心理造成很大压力，也给家庭带来负担。疾病的反复与迁延使老年人对治疗失去信心，产生消极悲观的情绪。

（四）辅助检查

影像学检查具有特征性改变。X线检查可见受累关节间隙狭窄，关节面硬化、变形，边缘骨质增生，软骨下骨硬化和囊性改变。CT和MRI诊断效果明显优于X线，可发现早期改变。

四、护理问题

1. 疼痛：关节痛　与关节软骨破坏及骨板病变有关。
2. 躯体活动障碍　与关节疼痛、畸形或脊髓压迫有关。
3. 自理能力下降　与关节疾病引起的活动障碍有关。

4. 无能为力感　与疾病长期反复发作及自理能力下降有关。

五、护理目标

（1）患者疼痛减轻或消失。

（2）患者关节功能有改善，活动范围增大。

（3）患者能独立或在帮助下完成日常生活活动。

（4）患者能积极应对疾病造成的身心影响。

六、护理措施

1. 一般护理

（1）环境：环境安全、舒适，温湿度和光线适宜，改善环境中的不利因素，如室内地板避免高低落差，楼梯、过道、卫生间应安装扶手等，可以借助辅助器具或特殊的设计保证或提高老年人的自理能力。

（2）饮食：调节饮食，减少高脂、高糖食物的摄入，控制体重，减轻负重。适当摄入含钙及胶原丰富的食物。

（3）休息与活动：急性发作期控制关节活动，适当休息。缓解期可借助助行器站立或行走，以减轻负重。可通过游泳增加关节活动。

2. 治疗配合

（1）用药护理：关节肿胀明显，影响活动者，可在物理治疗的基础上加用药物治疗。常用药物有：①非甾体类抗炎药：主要起镇痛作用，在炎症发作期使用，症状缓解后停止用药，避免过度用药或产生药物依赖。②氨基葡萄糖：能修复损伤的软骨，还可减轻疼痛，最好在吃饭时服用。③抗风湿药：通过关节内注射，润滑和减震保护残存软骨，用药期间加强临床观察，监测 X 线和关节积液。

（2）手术护理：对症状严重、关节畸形明显的晚期骨关节炎患者，建议行人工关节置换术。术后护理因部位不同而有所区别，髋关节置换术后应保持有效牵引，保证在牵引状态下的舒适和功能。膝关节置换术后患肢用石膏托固定，做好患肢的护理。

3. 其他护理内容　骨性关节炎急性发作期，关节疼痛明显者，应卧床休息，采取适当的体位和姿势，尽量保持关节的功能位，并垫软枕给予支托。卧床期间应定时活动正常关节，以促进血液循环；缓解期应以减轻关节负重为主，可鼓励患者使用辅助器具如手杖、轮椅等。此外，可应用音乐、娱乐或局部理疗等多种方式缓解疼痛，必要时遵医嘱给予止痛药物。

4. 心理护理　提供舒适、安全的环境，鼓励老年人坚持正确的功能训练，改善居家环境以利于其自理，增强其战胜疾病的信心。安排老年人与外界交流互动，缓解心理压力。

5. 健康教育

（1）知识宣教：介绍骨关节病的病因、诱发因素、症状加重或缓解的表现，如何配合医护人员的治疗和护理。

（2）生活指导：①减轻体重：通过合理膳食，适当运动以控制体重，减轻下肢的负重。②适当运动：循序渐进、持之以恒的运动可增强肌力，稳定关节，有利于改善关节软骨的营养，协调关节活动。③保护关节：防寒保暖，防止关节受凉受寒。防止过度劳累，选择力所能及的家务劳动。在生活中，能用大关节完成的运动尽量应用大关节而少用小关节。避免从事可诱发疼痛的工作或活动，如长时间站立、爬山、上下楼梯等。

（3）用药指导：指导老年人遵医嘱用药，告知可能的不良反应及监测和处理方法。

（4）康复训练指导：指导老年人进行各关节的康复训练。通过主动和被动的锻炼，可保持病变关节的功能，防止关节粘连和活动障碍。

七、护理评价

（1）患者疼痛减轻或消失，关节功能有所改善。

（2）患者生活基本能自理。

（3）患者应对能力增强。

（李　巧）

第二十五节　儿童肘部损伤患者的康复护理

儿童肘关节损伤常见，占小儿全部骨折的 5% ~ 10%。由于儿童肘部解剖复杂，常容易误诊和漏诊，骨折并发症多见，远期常遗留肘关节功能障碍。肘关节损伤多见于 5 ~ 10 岁的男孩。统计数字表明，肱骨远端骨折约占儿童肘关节损伤的 86.4%，其中肱骨髁上骨折约占 79.8%，肱骨外髁骨折约占 16.9%，肱骨内髁骨折占 12.5%，T 形髁间骨折和内髁骨折各不到 1.0%。

【儿童肱骨髁上骨折】

一、概述

肱骨髁上骨折是指肱骨干与肱骨髁交界处发生的骨折。肱骨干肘线与肱骨髁肘线之间有 30° ~ 50° 的前倾角，这是容易发生肱骨髁上骨折的解剖因素。多发于 10 岁以下儿童。无移位肱骨外科颈骨折包括裂缝型和无移位嵌入型骨折。直接暴力较小，可产生裂缝骨折。如跌倒时上肢外展，手掌触地在外科颈处发生骨折。骨折近端内收，骨折远端外展，外侧骨皮质嵌插于近侧断端内侧，形成向内、向前成角移位，或者两骨折段断端重叠移位。骨折远端移位在骨折近端内侧，形成向前、向内成角畸形。若跌倒时，上肢伸直外展，手掌触地，两骨折断端嵌入而无移位产生无移位嵌入骨折。跌倒时手或肘着地，上肢内收，骨折近段肱骨头外展，骨折远段肱骨干内收，形成向外成角畸形。伸直型最多见，占 90% 以上。跌倒时肘关节在半屈曲或伸直位，手心触地，暴力经前臂传达至肱骨下端，将肱骨髁推向后方。由于重力将肱骨干推向前方，造成肱骨髁上骨折。按移位情况又分尺偏型和桡偏型。屈曲型较少见，肘关节在屈曲位跌倒，暴力由后下方向前上方撞击尺骨鹰嘴，髁上骨折后远端向前移位，骨折线常为后下斜向前上方，与伸直型相反。很少发生血管、神经损伤。粉碎型多见于成年人。该型骨折多属肱骨髁间骨折，按骨折线形状可分 T 形和 Y 形或粉碎性骨折。伤后局部迅速肿胀，疼痛，功能丧失，压痛点明显，完全骨折者很易检查发现骨折摩擦征。伸直型者，肘后突畸形，但仔细触摸肘三点的正常关系未变。这与肘关节后脱位不同，可作为鉴别。肘前窝很易触知向前移位之骨折近端。屈曲型者，肘后平坦，肘前饱满。有侧方移位者，肘尖偏向一侧。近期并发症包括血管损伤、神经损伤、骨筋膜室综合征；远期并发症包括畸形愈合、肘关节僵硬、骨化性肌炎等。

二、治疗进展

所有怀疑肱骨髁上骨折的病例都应用夹板固定肘关节屈曲 20°～30°的位置上，并进一步进行详细的体格检查及影像学检查。这是因为肘关节在 20°～30°屈曲时，神经血管的张力最低。临床检查时需注意有无血管神经损伤或其他损伤，并避免过度屈曲或被动伸直肘关节以免引起医源性的血管损伤。严重移位的肱骨髁上骨折在完成初期评估和诊断性检查后，根据骨折的移位方向和严重程度选择治疗方法。复位后石膏外固定，效果不佳者可采用手术治疗。

三、康复护理

（一）术前护理

1. 心理护理　该病儿童多见，因患儿语言表达及认知能力差，常以啼哭表达疼痛及不适，不能配合治疗。因此要做好患儿的心理护理，增加非痛苦性接触时间，以亲切的语言、和蔼的态度取得患儿信任。同时，注意和患儿家长交流，向其讲解有关治疗和护理的必要性以及家长负性心理对患儿的影响，稳定家属情绪，以便在治疗及护理工作中得到有效的配合。

2. 术前准备　常规行血常规、出凝血时间、肝功能、肾功能、心电图等检查。检查患肢皮肤有无水疱、压伤及感染。对于患肢肿胀者，给予活血化瘀药物治疗，术前嘱患儿尽量平卧，抬高患肢，指导患儿做握拳伸指活动，促进患肢血液回流，减轻患肢肿胀。按骨科常规备皮，并选择合适的内固定物。

（二）术后护理

1. 尺骨鹰嘴牵引配合小夹板外固定后护理　行骨牵引期间注意血运和牵引情况，双侧针眼保持干燥，避免针眼被污染，每日每次用 75% 酒精进行消毒，无菌敷料包扎，牵引重锤保持悬空，嘱患者家属不要随意增减牵引重量，以免影响骨牵引的效果。

2. 护理体位　术后根据麻醉方式选择合适体位。患肢肘关节屈曲 15°～20°，贴胸位固定，下垫一个软枕，抬高患肢 15°～30°并制动。

3. 伤肢护理　严密观察患肢末梢血液循环、感觉、运动情况及桡动脉搏动情况。如发现患肢末梢发凉、发绀、垂腕、掌指关节不能伸直，拇指不能背伸、外展等情况，提示患肢血液循环障碍或桡神经损伤，需要及时通知医生处理。卧位时患肢给予垫枕垫高，高于心脏水平（5～10cm），以利于静脉、淋巴回流，减轻肿胀。下床活动时，使用前臂吊带悬吊于胸前，使患肢处于功能位，屈肘 90°。待患儿恢复感觉后，询问患儿肩部是否疼痛，并让做肩关节的适当运动，观察肩关节的功能。

4. 警惕前臂骨筋膜室综合征　由于肱动脉受压或损伤，或严重的软组织肿胀可引起前臂骨筋膜室综合征，如不及时处理，可引起前臂缺血性肌挛缩。当患儿哭闹时应密切观察是否有"5p"。①剧烈疼痛（pain）：一般止痛剂不能缓解，晚期严重缺血后神经麻痹即转为无痛。②患肢苍白（pallor）或发绀。③肌肉麻痹（paralysis）：患肢进行性肿胀，肌腹处发硬，压痛明显；手指处于屈曲位，主动或被动牵拉手指时，疼痛加剧。④感觉异常（pares-

thesia）：患肢出现套状感觉减退或消失。⑤无脉（pulselessness）：桡动脉搏动减弱或消失。如出现上述表现，应立即松开所有包扎的石膏、绷带和敷料，并立即报告医生，紧急手术切开减压。

5. 石膏固定护理　石膏未干前，尽量不要搬动患儿，如需改变体位，需用手掌托起患肢，不可用手指抓捏，以免在石膏上形成凹陷，引起肢体压疮。石膏干固后脆性增加，容易断裂，改变体位时要平托石膏，力量轻柔、均匀，避免折断。注意观察露在石膏外面的皮肤，特别是石膏边缘，如出现红、肿、擦伤等早期压疮症状，及时处理。

（三）康复锻炼

（1）牵引期间的康复训练主要是鼓励患者行患肢手掌的"张手握拳"训练，每日2组，每组5～10min；有神经损伤者应在保护骨折端的同时以被动活动患肢为主，并鼓励患儿有意识地活动患肢；另外，还要注意指导健侧肢体各组肌群肌力训练，防止失用性萎缩。

（2）石膏固定术后1～7d，因骨折处尚不稳定，水肿较重，以握拳运动为主。

（3）8d至拆除石膏前：骨折水肿已基本消退，如有必要，可更换石膏。可以进行肩关节前屈、后伸、外、展、内收以及小范围的旋转运动，以及腕关节的掌屈和背伸。每天2组，每组30～50次。

（4）拆除石膏后：以肘关节的屈伸锻炼为主，开始由住院医师或护士帮助患者行肘关节的被动屈伸，并指导家长进行正确的操作。避免用力的整复训练并鼓励患儿多进行主动锻炼，过多或强力的被动训练会使患儿产生恐惧以影响康复效果。伸屈活动应保持5～10组，每组20～30次。

【肱骨远端骨骺分离】

一、概述

肱骨远端全骺分离，是指经肱骨下端骨骺线水平，肱骨小头和滑车骨骺一起与肱骨干分离。因其位置较低，又称为低位肱骨髁上骨折，是髁上骨折发生在幼儿发育阶段的一种特殊类型，不常见。全骺分离常见的为伸展尺偏型，由间接外力引起。多为摔倒时，患臂伸展位撑地。与此同时，躯干向患侧旋转，肘关节过伸，身体重心落于患臂结果肘部承受强烈的内旋（实际上是上臂外旋）、内翻与过伸应力。儿童骺板强度较关节囊韧带弱，因而容易发生全骺分离，而非肘关节脱位。屈曲型全骺分离较为少见，在屈肘位外力撞击鹰嘴再传向髁部造成。此型损伤，多发生于较大的儿童，可能与骺板方向改变有关（倾斜度增加）。临床表现肘关节不能屈曲、肘外侧肿痛及功能障碍、肘部剧烈疼痛，压痛肿胀。

二、治疗方法

2岁以下闭合复位，单纯石膏固定肘内翻发生率高。闭合复位成功后行经皮克氏针内固定，以避免再移位形成肘内翻。

三、康复护理

（1）石膏固定术后1～7d，因骨折处尚不稳定，水肿较重，以握拳运动为主。

（2）8d至拆除石膏前：水肿已基本消退，如有必要，可更换石膏。可以进行肩关节前屈、后伸、外展、内收以及小范围的旋转运动，以及腕关节的掌屈和背伸。每天2组，每组

30～50次。

（3）拆除石膏后：以肘关节的屈伸锻炼为主，开始由住院医师或护士帮助患者行肘关节的被动屈伸，并指导家长进行正确的操作。避免用力的整复训练并鼓励患儿多进行主动锻炼，过多或强力的被动训练会使患儿产生恐惧，影响康复效果。伸屈活动应保持5～10组，每组20～30次。

【肱骨外髁骨折】

一、概述

肱骨外髁骨折主要是指肱骨外髁带肱骨小头或肱骨外髁带肱骨小头和部分滑车骨骺的关节内骨折。因其中部分患者仅单纯是肱骨小头骨骺部骨折，故又称为肱骨小头骨骺分离。肱骨外髁骨折比内髁骨折多见，是儿童常见的一种肘关节损伤，多见于5～10岁的儿童，发生率略低于肱骨髁上骨折的。本病多由间接暴力所致，跌倒时手部先着地，外力沿桡骨向上撞及肱骨外髁而引起骨折，骨折线由内下向外上，后延伸，骨折块可包括肱骨外上髁骨骺、肱骨小头骨骺、滑车外侧部及属于肱骨小头之上的一部分干骺端，根据骨折块移位的情况，可分为无移位骨折、轻度移位骨折和翻转移位骨折三种。骨折脱位型肿胀最严重。肘外侧出现瘀斑，逐渐扩散可达腕部。伤后2～3d皮肤出现水疱，肘外侧明显压痛，甚至可发生肱骨下端周围压痛。移位型骨折，可能触到骨擦音及活动骨块。可发生肘外翻畸形，肘部增宽，肘后三点关系改变，肘关节活动丧失。被动活动时疼痛加重，旋转功能一般不受限。Milch按骨折线位置分型：Ⅰ型为骨折线经过肱骨小头骨骺进入关节；Ⅱ型为骨折线经过滑车进入关节，肱尺关节不稳定。按移位的程度分类：间隙小于2mm为轻度移位；间隙2～4mm为明显移位。

二、治疗进展

肱骨外髁骨折是关节内骨折，又是骨骺骨折，骨折线通过骺板。复位满意与否，直接影响到关节的完整性与骺板处骨桥形成的大小和发生畸形的程度。因此无论采取何种方法，都要求达到解剖复位，或近似解剖复位，以免发生严重的后遗症。各型骨折的治疗方法如下：

1）骨折无移位型屈肘90°，前臂旋后位石膏固定4周。

2）侧方移位型应进行闭合复位。肘伸直内翻位，使外侧间隙加大，前臂旋后、腕部伸直位，使伸肌群放松，用拇指将骨折块推移，如骨折块向外后方移位时，拇指将骨块向前内侧推移使之复位。X线片证实已复位者，可用长臂后石膏托或夹板固定4～6周，固定时间依据复位后稳定情况，取伸肘或屈肘位及前臂旋后位。此型骨折为不稳定骨折。如整复失败或复位后再移位不能复位时，应切开复位用2枚克氏针内固定。

3）旋转移位型、骨折脱位型采用闭合复位。要结合X线片摸清骨折块的方位，使肘关节处于内翻、前臂旋后位。用手指先矫正旋转移位的骨折块，然后推入关节内使之复位。伴有侧方或后方肘关节脱位者，应同时复位。或先将骨折块推入肘后，再矫正旋转后推入关节内，使之复位，固定方法及时间，同侧方移位型。闭合复位不成功者，均应切开复位，矫正骨折块的旋转移位。尽可能保留骨折块上附着的软组织，以免发生缺血坏死。用2枚克氏针固定，术后用石膏托固定4～6周，拔除钢针，除去外固定，开始活动肘关节。

4）陈旧骨折一般都不主张手术。在3个月以内，骨折有明显移位不愈合者，采用切开复位内固定治疗。只要术中复位满意，内固定牢靠，术后积极主动功能锻炼，绝大多数患者仍可获得较好的结果。即使术前肘关节已僵硬，手术后也能得到部分功能改善。

5）整复方法

（1）轻度移位骨折：患者取坐位或仰卧位，患肘半屈位、前臂旋后。助手握持患侧上臂下段，术者一手握前臂下段，另一手拇指按在向外移位的骨折块上，其余四指扳住患肘内侧。术者两手向相反方向用力，使患肘内翻，加大关节腔外侧间隙，同时拇指将骨折块向内推挤，使其进入关节腔而复位。

（2）翻转移位骨折：患者取坐位或仰卧位，术者先用拇指指腹或大鱼际揉按骨折部，以消肿散淤；用拇指摸清骨折块的滑车端和骨折面，辨清骨折块移位的方向及翻转程度，但切忌挫捻皮肤。助手握持患肢上臂，术者一手握患肢腕部，置肘关节于屈曲45°、前臂旋后位，加大肘内翻使关节腔外侧间隙增宽，腕关节尽量背伸以使前臂伸肌群松弛。术者以另一手指或中指扣住骨折块的滑车端，拇指扣住肱骨外上髁端，先将骨折块稍平行向后推移，再将滑车端推向后内下方，把肱骨外上髁推向外上方，以矫正旋转移位；然后用拇指将骨折块向内挤压，并将肘关节伸屈、内收、外展，以矫正残余移位。若复位确已成功，则可扪及肱骨外髁骨嵴平整，拇指压住骨折块进行活动时，肘关节屈伸活动良好，且无响声。

6）并发症

（1）肘外翻畸形伤后肱骨远端桡侧骨骺软骨板损伤，可导致早期闭合，致使肱骨远端发育不均衡，造成肘外翻，肱骨远端呈鱼尾状畸形。外翻明显者，可行截骨术矫正。

（2）尺神经炎或麻痹由于肘外翻畸形的牵拉，或尺骨鹰嘴对尺神经的撞击，均可导致尺神经炎，发现后应及早将尺神经前移，以免发生麻痹。

三、康复护理

（一）术前护理

1. 心理护理　该病儿童多见，因患儿语言表达及认知能力差，常以啼哭表达疼痛及不适，不能配合治疗。因此要做好患儿的心理护理，以亲切的语言、和蔼的态度取得患儿信任。同时注意和患儿家长交流，向其讲解有关治疗和护理的必要性以及家长负性心理对患儿的影响，稳定家属情绪，以便在治疗及护理工作中得到有效的配合。

2. 术前准备　常规行血常规、出血时间、凝血时间、肝功能、肾功能、心电图等检查。检查患肢皮肤有无水疱、压伤及感染。对于患肢肿胀者，给予活血化瘀药物治疗，术前嘱患儿尽量平卧，抬高患肢，指导患儿做握拳伸指活动，促进患肢血液回流，减轻患肢肿胀。按骨科常规备皮，并选择合适的内固定物。

3. 体位护理　患者行夹板外固定后，在搬运肢体过程中，要平拖并动作轻稳，防止因肢体的重力使骨折再移位，抬高患肢（高于心脏15°），以促进血液及淋巴液的回流，减轻肢体的肿胀及疼痛。

（二）术后护理

（1）一般护理：术后根据麻醉方式选择合适体位。患肢肘关节屈曲15°~20°，贴胸位固定，下垫1个软枕，抬高患肢15°~30°并制动。

（2）石膏固定护理：石膏未干前，尽量不要搬动患儿，如需改变体位，需用手掌托起患肢，不可用手指抓捏，以免在石膏上形成凹陷，引起肢体压疮。石膏干固后脆性增加，容易断裂，改变体位时要平托石膏，力量轻柔、均匀，避免折断。注意观察露在石膏外面的皮肤，特别是石膏边缘，如出现红、肿、擦伤等早期压疮症状，及时处理。

（3）伤后3~5d可局部冷敷，以降低毛细血管的通透性，减少渗出，5d后可热敷以促进血肿、水肿的吸收。患者术后应使患侧肘部屈曲90°，前臂稍旋前，用三角巾悬吊制动。

（三）康复训练

（1）术后当日：麻醉清醒后，即可指导患者行患肢手指张力握拳及腕关节屈伸、前臂旋转等，主动及被动功能锻炼，以患者主动活动为主、被动活动为辅，以促进末梢血液循环，减轻局部水肿；同时制动的关节，要做肌肉等长收缩运动，增强肌力，防止肌肉萎缩及软组织粘连。

（2）术后2周内：术后第2d在医务人员的协助和指导下进行一次患肩前屈上举、外旋被动锻炼。此后每天进行，每天至少2次。随着患者一般情况转好，可进一步指导其进行"钟摆样"锻炼，每组活动20~30次即可，每天2~3组。术后1~2周时可视情况指导患者行肩关节内收、内旋锻炼，同时还应指导患者行肘关节伸屈运动，每组活动20~30次即可，每天2~3组。

（3）术后2周后：此阶段为出院后锻炼，应嘱患者开始进行肩关节主动功能锻炼，逐步增加三角肌及肩轴肌力，训练方法为从等张收缩到抗阻力锻炼，循序渐进。此时，同样要有计划地指导患者进行耸肩、扩胸、含胸、肩内收肌外展、肩部摆动练习及加大前屈角度及外展角度的"爬墙"训练，全方位恢复肩关节功能。肱骨骨折后肩关节的恢复最重要，难度也大，因此要鼓励患者克服困难坚持锻炼。

（四）出院指导

（1）根据患者情况指导患者出院后的功能锻炼方法。

（2）嘱患者每月来医院复查，并根据情况决定参加剧烈运动或参加体力劳动。12个月后可根据骨折断端骨痂生长情况再行取出内固定。

【肱骨小头骨折】

一、概述

肱骨小头位于肱骨下端前外侧，是肱骨外髁的关节内部分，是向前突出的圆而光滑的小结节。其前下部为关节面，但并不向后延伸。其外缘与肱骨外髁相接。当肘关节屈曲时，桡骨头在其前关节面上旋转。在极度屈曲时，桡骨头的边缘在肱骨小头上方桡骨头窝内。肘关节伸直时，桡骨头则在肱骨小头下关节面旋转。整个肱骨小头均在关节内。肱骨小头骨折发生在冠状面上，与肱骨外髁骨折不同，较少见，占肘部损伤的0.5%~1.0%。损伤是剪式应力所致，即在肘关节伸直、外翻位摔倒时手着地，外力沿桡骨传导到肘部，桡骨头向上将肱骨小头撞下，同时外翻应力可引起内侧软组织损伤。根据损伤程度、骨折波及的范围可分为以下三型：完全骨折、部分骨折、肱骨小头关节软骨挫伤。肘关节后方肿胀在关节内，故表现不明显。但有明显的活动受限及肱骨小头部位压痛。并发内侧韧带损伤者，则有压痛与外翻活动加大的现象。

二、治疗进展

（1）闭合复位：原则是使肘关节前关节囊松弛，加大肘关节前外侧间隙，以利于复位。部分骨折块大者，无翻转移位时，可行闭合复位。复位时应轻度屈肘以解除前关节囊对骨折块的束缚作用。但屈曲过多时，则桡骨头又可妨碍复位。利用被动肘内翻加大外侧关节间隙，用手指将骨折块向远侧推挤。复位后于屈肘位固定，因有桡骨头的阻挡作用，骨折块稳定。用石膏托固定4周后，开始主动活动。

（2）切开复位：完全型骨折，闭合复位不成功者，应行切开复位。肘关节外侧切口，复位后屈肘位骨折相当稳定。大多数不需内固定术后在屈肘位石膏固定4周。个别如复位后骨折块不稳定，有移位倾向者，可用细克氏针，由前外向后内方向交叉固定，但术后不宜做屈肘活动。直到固定3~4周才能做关节功能练习。骨折块复位后，也可用松质骨螺丝钉，由肱骨外髁背侧固定，但钉尖须止于软骨下。由于固定牢靠，术后3~5d即可开始屈伸活动。

（3）骨折块切除：部分骨折块较小，应及时切除，有利于肘关节功能锻炼。否则将在关节内成为游离体，发生骨性关节炎。

（4）陈旧性骨折的处理：肱骨小头骨折后，又未经及时的治疗，可导致肘关节功能障碍。肱骨小头在移位的位置上与肱骨下端愈合。关节面多已发生退行性变。切开复位已不可能。可考虑切除阻碍关节活动的骨折块或桡骨头，同时再行肘关节松解术。肘关节功能可得到不同程度的改善。

（5）并发症：该病可引起肘关节僵硬，功能障碍，关节活动范围小；在一些病例中，还可并发内侧韧带损伤等。肱骨小头骨折属关节内损伤，如未能及时诊断，延误治疗，对关节功能影响较大。

三、康复护理

（一）围手术期护理

1. 心理护理　在手法整复及固定时，患儿可出现不耐烦、不配合的情绪。因此，医护人员不但要有高超的医术，更应注重心理护理，减少患儿的恐惧感和抗拒心理。

2. 病情观察　患儿用吊带或三角巾将患肢托起，悬吊于胸前，避免患肢下垂引起静脉回流障碍。

（1）检查小夹板松紧度，以固定带能上下移动1cm为宜，并注意观察手指及手背的皮肤色泽、温度、弹性及有无疼痛或异常感觉。如发现患肢肿胀、皮肤发冷、皮肤呈青紫色、感觉麻木、手指不能主动屈伸等症状，应立即通知医生，放松绷带，避免因血液循环障碍或局部受压产生缺血性肌挛缩等。

（2）经常检查小夹板固定的松紧及骨突处纱布或棉垫有无脱落，皮肤有无受压、皱褶。水肿消退后，调整小夹板的松紧，继续行小夹板腕关节中立位固定，如有局部出现水疱，应避免局部受压。若出现大水疱，应以消毒注射器抽吸疱内液体，涂以抗生素软膏，用消毒纱布包扎并避免局部继续受压。

3. 针对疼痛的护理　应密切观察伤肢的肢端血液循环及活动情况、外固定效果及肢体摆放位置等，从而正确评估疼痛并及时处理。对于学龄前儿童，可教他们用语言、动作来表达有关疼痛的部位、性质及程度。对损伤引起的反应性疼痛应遵医嘱，给予药物治疗、冷疗、热疗等对症治疗。在进行检查或护理操作时，动作要轻柔，尽量避免给患儿造成痛苦，多以鼓励形式取得患儿配合。

4. 饮食护理　对于骨折儿童的饮食，应以高蛋白质、低脂肪、富含维生素和钙质的饮食为宜。损伤早期，因患儿哭闹不宁，情绪不佳，纳食较差，此时宜进清淡食物，并鼓励患儿多食水果、蔬菜，避免油腻酸辣食物。加强维生素 D 的摄入，以增加钙的吸收和利用，与维生素 C 合用有利于纤维骨痂的连接。脂肪酸与钙相结合会影响钙的吸收和利用，故饮食中脂肪量宜少不宜多。

（二）康复锻炼

1. 早期功能锻炼　术后即做前臂至掌指关节处小夹板外固定腕关节于中立位，指间关节、掌指关节可做主动的屈伸活动，及手指的外展、内收、屈曲、伸展、旋转、对掌等活动，同时做肘、肩等关节的各向活动共 2 周。

2. 中期功能锻炼　去除外固定，根据骨折类型，先做与原始移位趋势相反的活动，如先做由中立位向掌屈的活动，后渐做背伸活动，先做尺偏活动，后做桡屈活动，逐渐恢复关节的各向活动，活动范围由小渐大，可结合外用熏洗药。

3. 后期功能锻炼　在功能锻炼时，可给予由小渐大的阻力，如屈指活动可改为握橡皮圈锻炼，在水中做掌屈背伸活动，双手合掌做推挤活动，保持骨折端的稳定。通过以上功能锻炼，肌力可达到 4 级。

（三）出院指导

（1）保持心情愉快，告知药物的用法、注意事项及不良反应，合理饮食。

（2）继续功能锻炼，但不可操作过急。

（3）石膏固定的患者，卧位时将患肢垫高，以利于静脉和淋巴回流；离床活动时用三角巾或前臂吊带将患肢悬挂于胸前，勿下垂和随步行而甩动，以免造成复位的骨折再移位。

（4）定期复查：当固定的肢体皮肤发绀或苍白、感觉过敏或消退、麻木、肿胀等时，及时来医院就诊。

【肱骨内上髁骨折】

一、概述

肱骨内上髁为肱骨内髁的非关节部分，有前臂屈肌腱、旋前圆肌和肘关节内侧副韧带附着。其后为尺神经沟，尺神经紧贴此沟通过。内上髁骨化中心于 5 岁出现，17～20 岁闭合，当骨化中心尚未与相当的肱骨髁融合前，其间的骨骺板为对抗韧带和肌肉牵拉力的薄弱点，容易产生撕脱骨折。肱骨内上髁骨折是一种常见的肘部损伤，约占儿童肘部骨折的 10%。多发于儿童和青少年，尤其多见于 7～15 岁者。多有严重移位。当肘关节于伸直位摔倒时手部撑地，上肢处于外展位，外翻应力使肘关节外翻，同时前臂屈肌群猛然收缩，将肱骨内上髁撕脱；肱骨内上髁中的骨骺闭合比较晚，在未闭合以前骺线本身就是潜在的弱点。故可发生骨骺分离，牵拉向下向前，并旋转移位。同时肘关节内侧间隙暂时被拉开，或发生肘关节后外侧脱位，撕脱的内上髁（骨骺）被夹在关节内。根据损伤的严重程度，可分为 4 度。Ⅰ度骨折：仅有骨折或骨骺分离，移位甚微。Ⅱ度骨折：骨块向下有移位，并向前旋转移位，可达关节水平。Ⅲ度骨折：骨折块嵌夹在关节内，并有肘关节半脱位。Ⅳ度骨折：肘关节后脱位或后外侧脱位，骨折块夹在关节内。儿童比成年人多见。受伤后肘内侧和内上髁周围软组织肿胀，或有较大血肿形成。临床检查肘关节的等腰三角形关系存在。疼痛，特别是肘内侧局部肿胀、压痛，正常肱骨内上髁的轮廓消失。肘关节活动受限，前臂旋前、屈腕、屈指无力。并发肘关节脱位者，肘关节外形明显改变，功能障碍也更为明显，常并发有尺神经损伤症状。

二、治疗进展

无移位的肱骨内上髁骨折，无需复位，仅用长臂石膏托或超关节小夹板固定3～4周，拆除石膏或夹板后进行功能锻炼。Ⅱ度以上骨折应先利用手法复位，失败者再手术。

（一）手法复位

局麻或臂丛麻醉，Ⅱ度骨折应采用肘关节屈曲90°，前臂旋前，使前臂屈肌放松，术者用拇指推开血肿，将骨折片自下向上推挤，使其复位。如为Ⅲ度骨折，可先由助手将前臂外展、旋后，使肘关节外翻，使之将内侧间隙张开，然后伸腕、伸指，再过伸肘关节，即所谓"三伸"复位法，然后迅速将前臂屈肌拉紧，将骨折片拉出关节间隙之外，变成Ⅱ度骨折后，再按Ⅱ度骨折处理。另一手法为一助手固定上臂下端，另一助手将前臂极度旋前，术者用拇指在肱骨滑车部由前上方向后下方推按，直至推出骨折块。并发肘关节脱位者即Ⅳ度骨折，在肘关节复位过程中，移位的内上髁骨折常可随之复位，如肘关节已获复位，而内上髁尚未复位，可按Ⅱ度骨折处理。

（二）经皮撬拨复位固定

除Ⅰ度骨折，因骨膜及屈肌腱附着部无撕裂，一般不会移位外，其他类型骨折复位后不稳定，可发生再移位，在这种情况下，可采用闭合穿针固定，如骨折片有旋转，手法难以复位者，可采用经皮撬拨复位，并用1～2枚克氏针做内固定，术后用石膏托或超关节小夹板外固定3～4周。

（三）切开复位

切开复位适用于骨折分离较明显，或骨折片嵌入关节腔手法难以解除，旋转移位手法未能纠正及并发尺神经损伤者。手术应取肘内侧切口，保护尺神经，显露骨折端，清除血肿或肉芽组织，辨清骨折面方向，屈肘90°，前臂旋前，用布巾钳夹持骨折片复位，用2枚细克氏针交叉固定。成年人骨折片较大的可用松质骨螺丝钉固定。较小的也可切除，将屈肌腱附着部缝合在附近筋膜上。儿童也可采用丝线缝合固定骨折片。并发尺神经挫伤应予以检查，如较严重可同时做尺神经前置手术。术后用石膏托固定4～5周，拆除石膏托拔除钢针后进行功能锻炼。

三、康复护理

（一）心理护理

患儿突然出现疼痛，护理人员必须掌握与儿童沟通的技巧，例如，讲故事，鼓励、表扬患儿，认真倾听患儿的诉说。可根据儿童心理的特点，给他们喜欢的故事书、卡通图片、玩具及装饰物等，逗患儿开心，帮助患儿减轻心理的痛苦。另外，还需要做好患儿家长的心理疏导工作，配合主管医师说明手法整复小夹板固定的优、缺点，最大程度地消除他们的顾虑，使其能积极配合治疗。

（二）病情观察

（1）检查小夹板松紧度，以固定带能上下移动 1cm 为宜，并注意观察手指及手背的皮肤色泽、温度、弹性及有无疼痛或异常感觉。如发现患肢肿胀、皮肤发冷而呈青紫色、感觉麻木、手指不能主动屈伸等症状，应立即通知医生，放松绷带，避免因血液循环障碍或局部受压产生缺血性肌挛缩等。

（2）经常检查小夹板固定的松紧及骨突处纱布或棉垫有无脱落，皮肤有无受压、皱褶。水肿消退后，调整小夹板的松紧，继续行小夹板腕关节中立位固定，如：局部出现水疱，应避免局部受压；出现大水疱，应以消毒注射器抽吸疱内液体，涂以抗生素软膏，用消毒纱布包扎并避免局部继续受压。

（三）针对疼痛的护理

对于学龄前儿童，可教他们用语言、动作来表达有关疼痛的部位、性质及程度。对损伤引起的反应性疼痛应遵医嘱，给予药物治疗、冷疗、热疗等对症治疗。在进行检查或护理操作时，动作要轻柔，尽量避免给患儿造成痛苦，多以鼓励形式取得患儿配合。

（四）饮食护理

对于骨折儿童的饮食，应以高蛋白质、低脂肪、富含维生素和钙质的饮食为宜。脂肪酸与钙相结合会影响钙的吸收和利用，故饮食中脂肪量宜少不宜多。

（五）康复锻炼

1. 早期功能锻炼　术后即做前臂至掌指关节处小夹板外固定腕关节于中立位，指间关节、掌指关节可做主动的屈伸活动，及手指的外展、内收、屈曲、伸展、旋转、对掌等活动，同时做肘、肩等关节的各向活动共 2 周。

2. 中期功能锻炼　去除外固定，根据骨折类型，先做与原始移位趋势相反的活动，如：先做由中立位向掌屈的活动，后渐做背伸活动；先做尺偏活动，后做桡屈活动，逐渐恢复关节的各向活动，活动范围由小渐大，可结合外用熏洗药。

3. 后期功能锻炼　在功能锻炼时，可给予由小渐大的阻力，如屈指活动可改为握橡皮圈锻炼，在水中做掌屈背伸活动，双手合掌做推挤活动，在此基础上行早期手指的功能锻炼，肌腹及肌腱的运动有利于血液循环，有利于消肿，亦可预防肌腱的挛缩。

（六）出院指导

（1）保持心情愉快，告知药物的用法、注意事项及不良反应，合理饮食。

（2）继续功能锻炼，但不可操作过急。

（3）石膏固定的患者，卧位时将患肢垫高，以利于静脉和淋巴回流；离床活动时用三角巾或前臂吊带将患肢悬挂于胸前，勿下垂和随步行而甩动，以免造成复位的骨折再移位。

（4）定期复查。当固定的肢体出现皮肤发绀或苍白、感觉过敏或消退、麻木、肿胀等时，应及时来医院就诊。

【桡骨远端骨折】

一、概述

桡骨远端骨折是指桡骨远端的松质骨骨折，并向背侧移位的骨折，Colles 骨折是最常见的骨折之一，约占所有骨折的 6.7%。本病多由于间接外力引起，摔倒时，肘部伸直，前臂旋前，腕部背伸，手掌着地，应力作用于桡骨远端而发生骨折。桡骨远端骨折的患者，绝大多数是腕背伸受伤，其轴向作用力大部分经中央柱和外侧柱，经舟状骨、月骨传导至桡骨远端，由于头状骨位于舟、月骨之间，所以作用力主要集中在舟月韧带上，易造成舟月韧带损伤而发生舟月分离，桡骨远端关节面往往呈粉碎状。由于掌屈不利于背侧结构的修复，尺偏使舟、月骨分离加大，并使肱桡肌紧张，易造成桡侧移位，不利于改善腕关节不稳定。临床表现为腕关节疼痛肿胀，尤其以掌屈活动受限。骨折移位严重者，可出现餐叉状畸形，即腕部背侧隆起，掌侧突出。尺骨茎突轮廓消失。腕部增宽，手向桡侧移位。尺骨下端突出，桡骨茎突上移达到或超过尺骨茎突水平。桡骨远端有压痛，可触及向桡背移位的骨折端，粉碎性骨折可闻及骨擦音。

二、治疗

（一）闭合复位、石膏或夹板外固定

闭合复位可在助手的帮助下依次采用加大成角、牵引、手法复位来完成。然后用石膏固定，将患肢固定在屈肘 90° 并保持管型尺侧缘平直可杜绝管型滑脱。

（二）手术治疗

手术适应证：患肢血管损伤、筋膜间隔综合征、不可复性骨折、肌腱或神经卡压于骨折端、开放骨折、闭合复位石膏固定失败。

（1）切开复位、钢板内固定：钢板、螺丝内固定的优点是可以解剖复位、加强内固定，不需要过多外固定。

（2）闭合复位、经皮克氏针内固定：术后用石膏托或管型固定 1 个月，去石膏托后开始活动，但应避免剧烈运动。克氏针固定需 4~6 周，当骨折线消失、骨折端形成大量骨痂后，可在局部麻醉下手术取出克氏针。

（三）并发症

1. 再骨折　再骨折约占全部前臂骨折的 5%，青枝骨折和开放骨折易发生再骨折。如有再移位骨折，需手术复位内固定。

2. 畸形愈合　常见于不稳定的桡骨远端骨折。手法复位后发生再移位未能及时发现并纠正或手法复位不满意，当时又不具备手术条件；骨折严重粉碎、骨质疏松、内固定未能达到足够的强度、不适当的功能训练等因素都可引起骨折畸形愈合。骨折畸形愈合的治疗比较复杂，需根据畸形的程度及对功能的影响来制订治疗计划。治疗原则是最大限度地恢复桡腕关节的功能，减轻疼痛症状。畸形不严重，桡腕关节和下尺桡关节结构关系基本正常者，可通过正确的康复治疗来恢复腕关节的功能；畸形严重，影响腕关节功能恢复者，应及时手术治疗，以利于功能早日恢复。桡骨远端截骨楔形植骨矫形术、尺骨小头切除术、尺骨短缩术等均是可行的方法。

3. 延迟愈合与不愈合 前臂双骨折延迟愈合与不愈合发生率极低。往往继发于开放性骨折和大量骨、软组织缺损的病例。如果经长期观察确认骨折不愈合，可选择髂骨植骨、加压钢板内固定。

4. 骨桥形成 影响骨桥形成的危险因素有高能量创伤、外科手术、反复闭合复位及并发脑外伤。儿童前臂骨桥手术切除的效果较好。

5. 筋膜间隔综合征 筋膜间隔综合征可继发于前臂骨折，前臂夹板或石膏可能加重病情。纸垫可能是导致筋膜间隔综合征的重要原因，并可压迫局部导致肌肉缺血、坏死发生。如果怀疑筋膜间隔综合征发生，应立即去除外固定。

6. 周围神经损伤 桡骨远端骨折可累及位于腕关节周围的正中神经、尺神经和桡神经感觉支。其中桡骨远端骨折畸形引起的腕管压迫，出现正中神经损伤是桡骨远端骨折常见的并发症之一，桡神经感觉支损伤常引起剧烈疼痛，正中神经损伤除支配区感觉迟钝外还可伴有大鱼际肌萎缩、拇指外展功能受限。急性损伤可因过度腕背伸的牵拉，向掌侧成角骨折端挤压，以及直接外力的碾挫及切割损伤，还可因局部血肿、水肿、骨折移位和游离骨折块的刺激和压迫；闭合整复后固定于腕关节极度掌屈位也可能出现，应注意避免。及时复位骨折有利于减轻局部压力，常可在几天内缓解症状。如果症状加重可行腕管减压术或骨折块切开复位术。慢性正中神经病变可由瘢痕粘连、压迫所致。一般观察3个月，必要时可行探查松解术和骨折块切除术。

三、康复护理

1）置患肢于功能位，保持有效的外固定。

2）指导患者进行正确的功能锻炼，骨折复位固定后，即应鼓励患者积极进行指间关节、指掌关节屈伸锻炼及肩肘关节活动。粉碎性骨折由于关节面遭到破坏，愈合后常易导致创伤性关节炎，应早期进行腕关节的功能锻炼，使关节面得到磨合，改善关节功能，预防后遗创伤性关节炎。解除固定后，做腕关节屈伸、旋转和前臂旋转锻炼。

3）桡腕关节松动

（1）牵拉与挤压：患者取坐位，肢体放松，屈肘前臂旋前置于桌面，术者面对患者，一手固定其前臂远端，另一手握住腕关节的近排腕骨处，做纵向牵拉，挤压桡腕关节。

（2）前后位滑动：患者前臂中立位，术者一手固定前臂远端，另一手握住近排腕骨处，轻牵引下，分别向掌背侧滑动近排腕骨。

（3）桡尺侧方向滑动：患者前臂旋前位，术者一手固定桡骨远端，另一手握住近排腕骨处，轻牵引下，分别向桡尺侧滑动桡腕关节。

（4）旋前、旋后位滑动：术者一手固定前臂远端，另一手握住近排腕骨处，分别将腕关节做旋前、旋后运动。

4）下桡尺关节松动

（1）患者前臂旋后位：术者双手握住患者尺骨远端，拇指在掌侧，其余四指在背侧，术者尺侧手固定，桡侧拇指将桡骨骨折端向背侧推动。

（2）患者前臂旋前位：术者拇指在背侧，其余四指在掌侧，桡侧手固定，尺侧拇指将尺骨向掌侧推动。

5）腕间关节松动，前后位滑动：患者前臂中立位，一手握近端，另一手握远端，往返推动。做上述运动后,嘱患者向各方向活动腕关节,每日 2 次,每次 30~60min。

6)作业疗法:有目的地进行职业训练,目的是增强肌力、耐力、整体协调能力,如持笔写字、钉钉操作、计算机键盘操作、握拳运动。

【儿童孟氏骨折】

一、概述

孟氏骨折原是指尺骨上 1/3 骨折并桡骨小头前脱位的一种联合损伤,该损伤以儿童和少年多见。目前将桡骨小头各方向脱位及不同水平的尺骨骨折或尺桡骨双骨折都列入在内。多为间接暴力致伤,根据暴力方向及移位情况临床可分三种类型:伸直型、屈曲型、内收型。外伤后肘部及前臂肿胀,移位明显者可见尺骨成角或凹陷畸形。肘关节前外或后外方可摸到脱出的桡骨头。前臂旋转受限。肿胀严重摸不清者,局部压痛明显。

二、治疗进展

(一)保守治疗

保守治疗即手法复位,用石膏托外固定而获得满意疗效。

1. Ⅰ型孟氏骨折(伸直型) 在复位过程中,首先在前臂旋后位纵向牵引,恢复尺骨的长度。然后屈曲肘关节,使桡骨小头自行复位,或于桡骨小头前施压协助其复位。复位后维持屈肘 110°~120°位、前臂中立位或轻度外旋位并用石膏托固定。

2. Ⅱ型孟氏骨折(屈曲型) 屈肘 60°位纵向牵拉前臂,此时桡骨小头多可自行复位,或手法协助复位。一旦复位成功后应维持肘关节伸直位、前臂中立位并用石膏托固定。

3. Ⅲ型孟氏骨折(内收型) 以手法复位为主,但约有 12% 手法复位不成功而需要手术治疗。手法复位将肘关节伸直位纵向牵引,在牵引过程中要有向外翻的力量,使尺骨成角得以纠正,以便桡骨小头复位。主要纠正尺骨的成角畸形,以使桡骨小头复位。复位后石膏托固定于屈肘关节 110°~120°位。如果向后脱位者,固定在屈肘 70°~80°位,前臂固定于旋后位,这样可使骨间膜处于紧张状态促使其复位固定。

4. Ⅳ型孟氏骨折(特殊型) 首先试用保守治疗,先整复尺桡骨骨折,再恢复桡骨头的同心圆复位。复位失败后可手术切开复位。伤后 3 周内,每周拍 X 线片复查,了解骨折有无再脱位,若患肢肿胀消退,石膏松动,应及时更换石膏托。3~4 周后去除外固定,开始练习肘关节活动,尤其是前臂的旋转活动。通常在 6~8 周可恢复正常活动。

(二)手术治疗

若保守治疗不能获得或维持桡骨头的同心圆复位,则需手术治疗。若尺骨骨折不能维持复位,随尺骨骨折端移位,桡骨头常发生再脱位。大多数情况下,固定尺骨后即可使桡骨头维持复位。固定尺骨的方法包括克氏针、螺钉、钢板,尺骨骨折固定后,长臂石膏托外固定,前臂固定于桡骨头最稳定的位置,术后 2 周复查 X 线片,术后 6 周去除石膏托。

(三)并发症

易导致陈旧性孟氏骨折。其他可能的并发症:复发性桡骨头脱位、尺骨畸形愈合、关节僵硬、骨间背侧神经损伤并出现缺血性肌挛缩。

1. 复发性桡骨头脱位 多见于闭合复位、石膏托固定治疗者,因不能维持尺骨骨折对位所致，约占孟氏骨折的 20% 。一旦及时发现，重新复位，经皮内固定尺骨。若尺骨已愈合，则治疗同陈旧性孟氏骨折。故密切随访，及时发现至关重要。

2. 尺骨畸形愈合　在各平面轻度成角不产生明显症状。虽然向桡侧移位会减少骨间隙，使旋转活动受限，但患儿并不感到有明显的功能障碍。向尺侧偏斜，往往因前臂外观畸形而引起家长和患儿重视。

3. 关节僵硬　关节僵硬可能是单纯固定、关节囊骨化、骨化肌性炎及纤维性或骨性近尺桡骨连接所致。单纯石膏固定所致关节僵硬通常在主动活动后 1~2 个月即可恢复。

三、康复护理

（一）术前护理

护士应针对患者的心理与他们进行良好的沟通，并向家属介绍有关手术的知识、必要的麻醉知识、术后疼痛的处理，反复说明手术的必要性及利害关系。讲解机体的代偿能力和修复能力，与患者进行有效的沟通，消除患者一切不良的心理因素。确保手术成功。

（二）术后护理

（1）术后严密观察指端皮肤颜色、温度、肿胀程度、感觉、运动及切口渗血情况、肢端血液循环，如有异常应及时与医生联系。严密观察石膏固定情况，石膏有无断裂、石膏筒内肢体是否松动或被挤压。

（2）术后及恢复期必须进行功能锻炼，防止肌肉萎缩，增加肢体血液循环，使修复后的神经尽快恢复功能。一般术后 2~3d 即进行伸、屈指运动，在护理人员的指导下以被动训练为主。

（三）康复锻炼

（1）术后一周内，患者骨折处疼痛、肿胀明显。此时主要进行患肢肌肉的收缩锻炼，做伸指、握拳活动，每天 4 次，每次 30 下。可达到加速骨折部位的血液循环，减轻水肿，防止肌肉萎缩的目的。

（2）复位后 2~4 周，可进一步指导患者行屈肘耸肩，肩部摆动，肩内收、外展等训练。与此同时，还需要指导患者在骨折端无痛前提下用健侧肢体协助患肢肘关节屈伸训练，上述各种训练每组 30 次，每天 2 组。

（3）复位后 4~6 周期间，应继续第二阶段的康复内容并逐渐加大活动量。同时应指导患者行前臂轻度旋转活动，活动幅度的掌握以骨折端无痛为度，每组 30~50 次，每天 2 组。

（4）复位 6 周以后，可以解除石膏外固定。并在夹板的继续保护下加大前臂旋转活动的训练幅度，每组 50 次，每天 2 组。

（四）出院指导

（1）伤后 2 周内每隔 3d 复诊一次，4 周内每隔 5d 复诊一次，6 周后 1 周复诊一次，2 个月后可 7~10d 复诊一次，直到疾病痊愈。

（2）出院后若出现患肢有固定的疼痛无法减轻或疼痛明显加剧，患肢有麻木等情况都应立即回院复诊。

（3）前臂旋转功能何时开始训练，必须严格遵照医嘱而定，未经医师许可，不得擅自进行前臂旋转功能训练，以免出现骨折端再移位。

【尺骨鹰嘴骨折】

一、概述

尺骨近端后方位于皮下的突起为鹰嘴，与前方的尺骨冠状突构成半月切迹。此切迹恰与肱骨滑车形成关节。尺肱关节只有屈伸活动，尺骨鹰嘴骨折，是波及半月切迹的关节内骨折。因此解剖复位是防止关节不稳及预防骨性关节炎及其他并发症发生的有效措施，尺骨鹰嘴骨折较常见，占全身骨折的1.17%。本病主要是由于外力作用造成，摔倒时肘关节处于伸直位，外力传达至肘，肱三头肌牵拉而造成撕脱骨折。骨折线可能为横断或斜行。两骨折端有分离。如摔倒时肘关节于伸直位着地，或直接打击到肘后，造成粉碎性骨折，骨折端多无分离。骨折分类尚无共同接受的观点，有学者将骨折分为无移位的骨折和有移位的骨折。①撕脱骨折：多在肱三头肌腱止点处发生，骨折块较小，骨折线多为横形。②横骨折或斜骨折：斜骨折的骨折线多从前上走向后下。③粉碎性骨折：多为直接外力所致，有时并发软组织开放伤。④并发肘关节脱位的骨折：肘关节前脱位时多见，骨折线呈横行或短斜行。且多发生在尺骨冠状突水平而伴有明显移位。由于尺骨鹰嘴骨折属关节内骨折，所有的尺骨鹰嘴骨折都涉及某种程度的关节内部分，故常常发生关节内出血和渗出，这将导致鹰嘴附近的肿胀和疼痛。骨折端可以触及凹陷，并伴有疼痛及活动受限。10%的患者可出现尺神经症状，包括麻木、感觉减退等，但大多可自行恢复，无需特殊治疗。

二、治疗方法

无移位或轻度移位骨折（移动不足2mm），单纯石膏固定3~4周即可。骨折移位大于2mm的关节外骨折，骨折稳定者可行闭合复位，石膏托固定。关节内骨折，移位大于2mm者，常需切开复位内固定。固定方式可用克氏针张力带。并发症如骨折不愈合较少见，发生率不超过5%常因骨折端存在间隙，引起纤维愈合。如间隙较小，其间存在较强的粗厚纤维，则关节功能障碍较少见；若间隙较大，其间存在易受牵伸的细长纤维组织，则较易引起肘关节伸直功能减退。骨折不愈合伴有疼痛或肘关节屈伸受限较严重时，应进行手术治疗。对年龄较小患儿可采用内固定加植骨，术中应注意切除骨折断端的硬化面，再根据具体情况决定是否需要用植骨块充填缺损，并采取张力带钢丝固定或钢板固定。不论采取何种固定方式，术中做轴向加压时，应注意防止冠状突与鹰嘴突之间的距离缩短。

三、康复护理

（一）术前护理

术前做好宣教，了解患者的思想状况，做好患儿的心理护理。告知患儿家属病情及所采取的手术方式。手术创伤小，固定牢固，可以早期行功能锻炼，治愈率高，如有开放性骨折，应用消毒纱布遮盖伤口，不应随意回纳骨折端人伤口。患者继续出现出血、伤口有气味、皮下捻发音等，应立即报告医生。

（二）术后护理

（1）石膏托的观察与护理：在石膏未干前，勿随意挤压，以免造成凹陷。促进石膏干燥，可通风加温，用支架或电烤灯。如石膏内局限性疼痛，要特别重视，及时调整位置，解除压迫。石膏外渗液或渗血，创面引流液多或术后伤口渗血，若湿透敷料，渗出石膏表面时应注意观察渗液的颜色深浅及污渍范围，并报告医师随时处理并记录。观察肢端循环及神经功能，如出现苍白、发绀，应立即处理，还可观察甲床颜色，以对比两侧甲床末梢循环时间，观察正中神经及尺神经有无受压，有无肢端麻木现象。

（2）经常按摩石膏边缘的部分皮肤，以促进局部血液循环；保持石膏清洁、干燥。石膏完全干固后要预防折断。

（3）加强功能锻炼：由于石膏长期固定，致使关节僵硬，拆除石膏后，应指导患者进行肘关节屈伸功能锻炼，增加手指屈伸活动，健侧上肢照常活动，以预防肌肉萎缩和关节畸形。

（三）康复锻炼方法

（1）术后患者回病房垫枕平卧，用约20cm高的枕抬高患肢，以利于静脉、淋巴回流，消除肿胀。使患肢伸直，辅以从远端向近端的按摩，以利于消肿和解除肌肉痉挛。

（2）术后当日即开始患肢功能锻炼，指导患者用力握拳、伸开，以训练指间关节和掌指关节活动。同时指导患者进行上臂肌肉等长收缩，3～4次/d，每次由少到多，10～15min/次。

（3）术后第1d帮助患者行患肢肘关节的屈伸。开始速度为1～2min做一次屈伸活动，伸与屈的时间基本相同，强度以患者能耐受为好。

（4）术后第2d，加快屈伸速度，每次增加10～20下，可每日锻炼4～6次。帮助患者行被动锻炼1周左右，被动锻炼与主动锻炼应交替进行。其余时间，患者用前臂吊带托起患肢，行各手指的屈伸、握拳运动。

（5）术后约10d患者可自行活动左上肢，但患肢勿负重。待拆除切口缝线后，可用热水袋或热毛巾敷患处。在为患者行功能锻炼时要多与患者交谈。对患者的每一点进步给予肯定。做好相应的健康宣教。与患者建立良好的医患关系，取得患者的信任。

【肘关节脱位】

一、概述

肘关节脱位是由肱尺关节、肱桡关节和上尺桡关节构成的关节发生移位，以肘关节疼痛、肿胀、功能活动障碍、关节外观畸形等为主要表现的疾病。肘关节脱位发生率居全身关节脱位的首位。由传达暴力和杠杆作用所造成。跌倒时用手撑地，关节在半伸直位，作用力沿尺、桡骨长轴向上传导，使尺、桡骨上端向近侧冲击，并向上后方移位。肱骨下端继续前移，尺骨鹰嘴向后移，形成肘关节后脱位。由于暴力方向不同，尺骨鹰嘴除向后移位外，有时还可向内侧或外侧移位，有些患者可并发喙突骨折。肱前肌被剥离，以致形成血肿，肘关节脱位可并发肱骨内上髁骨折，有时骨折片嵌在关节内阻碍复位，可有尺神经损伤。临床表现肘部明显畸形，肘窝部饱满，前臂外观变短，尺骨鹰嘴后突，肘后部空虚和凹陷。后脱位有时并发尺神经伤及其他神经伤、尺骨喙突骨折，前脱位时多伴有尺骨鹰嘴骨折等。X线片检查：肘关节正侧位片可显示脱位类型、并发骨折情况。

二、治疗进展

（一）新鲜肘关节后脱位

手法复位多采用牵引复位法。

（1）复位方法：在臂丛麻醉下，术者一手握住患肢前臂，旋后，使肱二头肌松弛后进行牵引，助手做反牵引，先纠正侧方移位，再在继续牵引下屈曲肘关节，同时将股骨稍向后推，复位时可听到响声，如已复位，关节活动和骨性标志即恢复正常。

（2）复位后的处理：复位后，用石膏或夹板将肘固定于屈曲90°位，3～4周后去除外固定，逐渐练习关节自动活动，要防止被动牵拉，以免引起骨化性肌炎。

（二）陈旧性脱位

陈旧性肘关节脱位，损伤在3个月内，可试行手法复位，如不能复位时，应采取手术复位。如并发尺神经损伤，手术时应先探查神经，在保护神经下进行手术复位，复位后宜将尺神经移至肘前。如关节软骨已破坏，应考虑做肘关节成形术或人工关节置换术。

（三）肘关节前脱位

手法复位时，应将肘关节呈高度屈曲位进行，一助手牵拉上臂，术者握前臂，推前臂向后，即可复位。复位后固定于半伸肘位4周，有时尺骨鹰嘴不能手法整复，需要手术复位固定。

（四）并发症

（1）肘关节脱位早期并发症：骨折、神经损伤、血管损伤、感染是肘关节脱位常见的早期并发症。

（2）肘关节脱位晚期并发症：主要包括关节僵硬、骨缺血性坏死、骨化性肌炎、创伤性骨性关节炎等。

三、康复护理

（一）一般护理

（1）抬高患肢，平卧时患肢垫软枕与躯干平行。离床时，用三角巾悬吊前臂于胸前。

（2）石膏托的观察与护理：在上石膏前应向患者说明上石膏的过程及可能出现的情况，以消除患者的疑虑，并取得配合，在石膏未干前，勿随意挤压，以免造成凹陷。促进干燥时可通风加温，可用支架或电烤灯，如石膏内局限性疼痛，要特别重视，应及时调整位置，解除压迫。石膏外渗液或渗血，创面引流液多或术后伤口渗血，若湿透敷料，可渗出石膏表面，应注意观察渗液的颜色深浅及污渍范围，报告医师随时处理并记录。

（3）观察肢端循环及神经功能：这是护理石膏患者的重点内容，应严密观察肢端皮肤颜色有无改变，如出现苍白、发绀，应立即处理，还可观察甲床颜色，以对比两侧甲床的末梢循环，观察正中神经及尺神经有无受压，有无肢端麻木现象。

（4）经常按摩石膏边缘的部分皮肤，以促进局部血液循环；保持石膏清洁、干燥。石膏完全干固后要预防折断。

（5）加强功能锻炼：由于石膏长期固定，致使关节僵硬，拆除石膏后指导患者开始进行肘关节屈伸功能锻炼，增加手指屈伸活动，健侧上肢照常活动，可以预防肌肉萎缩和关节畸形。

（二）康复锻炼

（1）石膏固定期间的康复训练：脱位整复后，应鼓励患者在固定期间做张手握拳功能训练及肩、腕等临近关节最大范围的活动，并开始行患肢肱二头肌、肱三头肌等长收缩练习。

（2）解除石膏固定后的康复训练：解除固定后逐渐开始肘关节主动运动，将上臂置于枕垫之上，进行屈伸及前臂旋前、旋后等活动，以屈肘为主。

（3）脱位后 3～4 周，继续进行更有力的"张手握拳"训练，每日 2 组，每组持续 10～15min。同时还必须继续进行患肢腕关节和肩关节的活动，每日 2 组，每组持续 10～15min。

（4）脱位后 5～6 周，需进行增加关节活动范围的主动练习，石膏拆除后做肘关节的主动屈伸活动，每日 2 组，每组持续 10～30min。前臂旋内和旋外活动，每日 2 组，每组持续 10～15min。同时还必须加强生活训练，如系扣、梳头、握筷、握球拍等动作，而且可以根据医嘱做提物训练，重量为 0.5～4.0kg。

（三）出院指导

（1）石膏固定边缘或骨突疼痛，持续不能缓解者提示压疮，应及时放松固定并复诊。

（2）如果再次突发性外伤后出现疼痛或疼痛加剧，肘部出现畸形，提示肘关节可能出现再移位或固定失效等情况，应立即回医院复诊。

（3）石膏固定 3～4 周肘关节周围软组织修复后可来院拆除固定，并开始肘关节的功能锻炼。

（李　巧）

第二十六节　先天性肌性斜颈护理常规

先天性肌性斜颈（congenital muscular torticollis）是指由于一侧胸锁乳突肌挛缩导致的头颈部特殊姿势的先天畸形，其典型特点为头颈偏向患侧，下颌转向健侧。其发病率约为 0.3%～0.5%，是小儿常见的先天性畸形之一，以右侧多见。

（一）病因和发病机制

引起本病的直接原因是胸锁乳突肌的纤维化引起的挛缩。但导致胸锁乳突肌纤维化的原因目前仍不明确，存在多种学说与观点。

1. 宫内学说　有学者认为胎儿颈部在宫内受到压迫或发生扭转，引起胸锁乳突肌缺血、水肿、变性以及纤维化，从而导致了挛缩。

2. 产伤学说　有学者认为该病的发生与产伤有关，在分娩过程中局部受到损伤，造成胸锁乳突肌血肿、机化所致。部分病例有难产及臀位产史。

3. 遗传性因素　有学者报道该病有一定比例的家族史，常常与其他先天性骨骼肌肉畸形同时存在。

4. 其他学说　诸如炎症学说、肿块学说、神经学说等。

综上所述，引起胸锁乳突肌挛缩的原因可能与宫内胎位不正、受压、缺血、分娩时的损伤等有关。

（二）临床表现

临床表现主要为患儿头向患侧偏斜，下颏转向对侧，颈部活动有不同程度受限。通常在婴儿出生 7~10d 后，发现一侧颈部胸锁乳突肌中、下 1/3 处有硬而无疼痛的梭形肿物，在 2~4 周内逐渐增大如成人拇指末节大小，然后开始退缩，在 2~6 个月内肿物逐渐消失。大部分患儿不遗留斜颈；少数患儿肌肉远段为纤维索条所代替，头部因挛缩肌肉的牵拉向患侧偏斜。头与面部因不正常的位置可产生继发性畸形，患者面部长度变短，面部增宽，患侧眼外眦至口角间的距离比对侧变短。随着骨骼的发育，面部的不对称加重。颈深筋膜、颈阔肌、斜角肌均可挛缩，颈动脉鞘与血管也可挛缩。最后颅骨发育不对称，颈椎及上胸椎出现侧弯畸形，这种晚期病例，即使手术松解了挛缩的胸锁乳突肌，头面部的正常形态也难以恢复。

（三）治疗要点

治疗越早效果越好，大部分患儿可以通过非手术治疗得到矫正。

1. 非手术疗法　非手术治疗包括主动生活矫正、按摩、推拿、手法矫治和固定等方法，其中生后两年内进行主动生活矫正，即在日常生活中利用喂食方式、光线、玩具、卧位姿势等诱使患儿头颈向患侧主动旋转，能使约 90% 的患儿得到矫正，且比传统的反向牵拉颈部更为安全有效。

2. 手术疗法　少数对非手术疗法无效或被延误的 2 岁以上患儿，需手术治疗，其目的是矫正外观畸形、改善颈部的伸展和旋转功能。对 12 岁以上的患儿，手术治疗可以改善颈部活动功能，但面部不对称难以恢复。常用手术方式为切断或部分切除挛缩的胸锁乳突肌胸骨头和锁骨头，对 6 岁以上的患儿或者挛缩严重的患儿还需切断乳突头肌腱。术后要佩戴矫形器具保持矫正位至少 6 周，在伤口愈合后继续采用伸展治疗，以防止复发。

（四）常见护理诊断/问题

1. 运动障碍　与胸锁乳突肌挛缩/矫形治疗有关。

2. 体像紊乱　与头颈及面部畸形有关。

3. 社会交往障碍　与头颈及面部畸形有关。

4. 知识缺乏（家长）　患儿父母缺乏疾病相关知识及照护知识。

（五）护理措施

1. 主动生活矫正　主动生活矫正要依靠患儿的照顾者在日常生活尽可能地使患儿主动牵伸患侧肌肉，达到矫正效果。每次喂奶、饮水时都从患侧方向给予，利用声音和彩色玩具引导患儿主动向患侧转头；坚持健侧靠墙卧位，利用室内环境中家人走动、讲话等声响诱导患儿头转向患侧；待生后 5 个月时，白天让患儿试行俯卧，若能较长时间抬头玩耍，可让患儿在夜间俯卧位睡觉，患儿每次头转向患侧时，就可起到矫正作用。

2. 按摩和热敷　按摩时用拇指轻轻按摩患侧肿块部位，手法轻柔缓慢，每日多次反复进行；热敷可采用温度不超过 45℃ 的热砂袋置于患处，可达到热敷和固定的作用，但应注意防范局部皮肤烫伤的发生。

3. 手法矫治　手法矫治是被动牵伸患侧胸锁乳突肌的保守治疗方法，可从出生后 2 周开始，具体方法为：固定好患儿肩背部，将患儿的头颈从患侧牵拉至健侧，直到健侧耳廓触及健侧肩部，然后将患儿下颌由健侧转向患侧，尽量对准患侧肩部，可同时进行肿块按摩。每次重复进行15遍，每天进行4~6次。手法应轻柔，切忌粗暴牵伸造成损伤。

4. 手术护理　遵照手术前后护理要求，增加患儿的舒适感，观察患儿呼吸及进食情况有无异常。佩戴矫形器具时要保持正确的体位姿势，避免皮肤损伤。

5. 心理护理　鼓励患儿消除自卑心理，积极配合治疗；鼓励患儿参加社会交往，建立自信心。

6. 健康教育

（1）向患儿家长讲解疾病相关知识，使其明白早期诊断、坚持治疗的重要性。

（2）对于适合用非手术疗法进行治疗的患儿，应将非手术疗法的具体方法教给患儿家长，坚持不懈的治疗，以取得理想效果。

（3）对于手术治疗的患儿，指导家长佩戴矫形器具，以及居家照护的护理要点。

（李　巧）

第二十七节　发育性髋关节脱位护理常规

发育性髋关节脱位（DDH），也称之为发育性髋关节发育不良（DDH），是一种常见的发育畸形，是指出生前及出生后股骨头和髋臼在发育和（或）解剖关系中出现异常而导致髋关节功能障碍的病症。如不及时治疗或处理不当，年长后可造成患髋和腰部疼痛，影响正常的工作和生活。本病的发病率有种族和地区差别，国内本病的发病率约为1.1‰~3.8‰，北方比南方多见。女孩多见，占发病数的60%~80%。单侧脱位较双侧的多2倍，单侧者又以左侧多见。

（一）病因及发病机制

本病病因至今尚未完全清楚，其发生的直接原因是髋关节的骨性结构形态异常和关节周围软组织的发育缺陷。近年来大多数学者认为先天性因素是基础，发育异常是主要原因。可能的相关因素为：

1. 解剖学因素　在胎儿期，髋关节的发育特点为髋臼深度相对变浅、韧带生长速度加快，使髋关节活动度变大，以利于胎儿娩出，但不利于髋关节的稳定，这成为本病发生的解剖学缺陷。原发性髋臼发育不良及关节囊、韧带松弛是发育性髋关节脱位的主要发病因素。

2. 内分泌因素　本病多见于女婴。女婴的雌酮分泌水平高于男婴，而雌酮及其代谢产物具有很强的关节韧带松弛作用。分娩时，母体分泌大量雌性激素，使胎儿髋关节处于松弛状态，若受到外力影响，极易发生髋关节脱位。

3. 体位与机械因素　胎儿在子宫内由于胎位不正或承受不正常机械性压力，可能改变甚至破坏了髋关节正常解剖关系，继而发生髋关节脱位。在诸多的机械因素中，臀位生产更具有代表性。有报道提示，髋关节脱位病例中臀位产高达16%~30%之多。分娩时胎位、分娩方式、分娩次数等与本病的发生有关。

4. 遗传因素　此病有明显的家族史，在双胎中更为明显。患儿家族中其发病率可以高达20%~30%，而且姐妹中更为多见。

5. 其他因素　与养育方法、生活习惯和环境因素等有关。如我国北方，由于天气寒冷，婴儿出生后襁褓包裹，捆绑双下肢，使髋关节处于伸直位，股骨头和髋臼接触面减小，

DDH 发病率较高；而我国南方某些地区，习惯用背带兜裹婴儿，使其双髋处于外展位，头臼接触面积大，有利于髋关节的发育和稳定，其发病率明显低于北方。

DDH 包括了骨骼和软组织两方面的病理变化，随年龄增长而逐渐加重。根据病变的特点，可分为 3 种类型：①髋关节脱位：股骨头明显脱离髋臼，向外、上移位。②髋关节半脱位：股骨头和髋臼发育差，股骨头向外上方移位，但未完全脱离髋臼。③髋臼发育不良：股骨头和髋臼发育差，髋关节呈不稳定状态，早期无症状，部分患儿年长后出现相应症状。

（二）临床表现

由于患儿年龄、脱位程度以及单侧或双侧病变的不同，临床表现可以不同。主要的临床表现如下：

1. 婴儿期　此期患儿髋关节尚未负重及行走，症状并不明显。单侧者，大腿内侧皮纹及臀纹加深上移，双侧者表现为会阴部增宽。患侧肢体缩短，髋关节活动受限，髋关节呈轻度外旋位，股动脉搏动减弱。

2. 幼儿期及年长儿　患儿已开始学步并独立行走，主要表现为步态异常，常为患儿就诊的唯一主诉。单侧脱位者，身体向患侧晃动，呈跛行步态；双侧脱位者，左右摇摆，呈明显"鸭步"。单侧者，双下肢不等长，双膝不等高，患髋外展受限。患儿站立时，可以发现腹部前坠、臀部后耸的体态。

3. 体征

（1）Ortolani 征：主要适用于新生儿及 6 个月内小婴儿。仰卧，屈髋屈膝 90°，检查者握力向下使髋关节内收时可致脱位，外展髋关节时可使其复位，为阳性。正常新生儿外展外旋髋关节可使大腿外侧贴到床面，若在髋关节出现弹响后才贴到床面者即为阳性。弹响是股骨头滑过盂唇复位到髋臼所致，是诊断 DDH 的可靠体征。本征以检查患髋是否容易复位为目的。

（2）Barlow 征：多适用于新生儿检查。屈髋 90°，屈膝使足跟触及臀部，检查者一手握住足踝与股骨大、小粗隆，另一手固定骨盆，将髋关节从中立位逐渐内收并轻轻用力向下或拇指在小粗隆部加压，可使股骨头向后脱出。然后外展牵拉髋关节可使之复位，即为阳性，说明髋关节不稳。

（3）Galeazzi 征或 Allis 征：适用于单侧脱位的患儿。仰卧位，双侧髋关节屈曲并拢，双足跟平置于台面上，患侧膝平面低于健侧为阳性。

（4）外展试验：屈膝和屈髋后，婴幼儿双髋可外展至膝外侧触及台面，脱位侧外展角度不能超过 80°，为外展试验阳性。

（5）望远镜试验：检查者左手扶患侧大粗隆，右手持患肢上下推拉，左手感到大粗隆似"打气筒"一样上下移动为阳性。

（6）Trendelenburg 征：患儿单腿独立，正常时对侧骨盆上升以保持平衡，脱位时因臀中肌松弛，力弱，导致对侧骨盆下沉，为阳性。

（三）辅助检查

影像学检查可显示发育性髋关节脱位的类型和程度。6 个月以下的婴儿宜采用髋关节超声检查。骨化中心出现后，可采用 X 线摄片来帮助诊断和治疗；必要时可行 CT 或 MRI 检查。

（四）治疗要点及预后

不同年龄段治疗效果明显不同，年龄越小，治疗效果越好，经济花费越小。治疗方法按患儿的年龄以及病理变化的情况而有所不同。

1.6 个月以下的婴儿 治疗比较简单，双下肢外展复位成功后，用 Pavlik 吊带保持 3 ~ 4 个月，多数可治愈。

2.18 个月以内的患儿 采用保守疗法，术前充分牵引后，麻醉下进行手法复位，用蛙式位/人类位石膏或支架固定 2 ~ 4 个月，再换用外展位支架石膏或外展支架固定 4 ~ 6 个月，疗效较满意。

3.18 个月 ~ 8 岁的儿童 一般需要手术切开复位，其目的实现股骨头中心性复位。根据病变严重程度通过以下两个方法实现：一是去除妨碍复位的软组织；二是通过截骨矫正髋臼和股骨近端的畸形。髋臼截骨目的是增加髋臼对股骨头的包容，常见术式有 Salter 髂骨截骨术和 Pemberton 髋臼成形术。股骨截骨术包括短缩、外旋和内翻三种截骨术，术中应视股骨近端畸形情况适当选择。近年来手术年龄有所扩大，但 8 岁以上患儿的疗效不理想，易致患髋僵硬，日后不能耐受远程走路以及腰、髋疼痛问题。

（五）护理评估

1. 健康史

（1）一般情况：患儿年龄，运动功能发育及营养状况，生活环境、居住条件、卫生习惯等。

（2）家庭史：是否有发育性髋关节脱位的家族史。

（3）既往史：了解患儿分娩时胎位、方式及胎次，有无胎位不正、多胎、难产史等。以及患儿出生后的养育方式，是否采用襁褓包裹固定双下肢等。

2. 身体状况

（1）评估患儿髋关节运动情况，有无局部疼痛及活动受限。

（2）主要症状：大腿内侧皮纹及臀纹有无加深上移，有无患侧肢体缩短及髋关节活动受限；无步态异常，呈跛行步态 "鸭步"。患儿站立时是否呈现腹部前坠、臀部后耸的体态。

（3）辅助检查：Ortolani 征、Barlow 征、Galeazzi 征或 Allis 征、外展试验、望远镜试验以及 Trendelenburg 征是否为阳性，髋部 B 超、X 线检查及其他实验室检查结果。

3. 心理 - 社会状况

（1）患儿及家长的心理状态，对病情、治疗及康复等知识的了解程度。

（2）家长的照护能力、家庭的经济承受能力及社会支持系统。

（六）常见护理诊断/问题

1. 躯体活动障碍 与 DDH 复位固定治疗有关（如 Pavlik 吊带、牵引、石膏、支具等）。

2. 有皮肤完整性受损的危险 与使用外固定器具及制动有关。

3. 潜在并发症 便秘。

4. 知识缺乏 患儿家长缺乏 DDH 照护相关护理知识。

5. 焦虑 与担心患儿预后有关。

（七）预期目标

（1）患儿能够得到治疗所允许的最大活动，不产生因制动所导致的并发症。

（2）患儿皮肤能够保持完整。

（3）患儿能够避免并发症的发生。

（4）患儿家长能够复述并掌握 DDH 照护相关护理知识。

（5）患儿（家长）能消除负性情绪，获得良好心理适应。

（八）护理措施

1. 保持外固定的有效性　复位后，无论选择何种器具进行固定，均应保持髋关节屈曲90°、外展外旋位，以利于髋关节的稳定和发育。

（1）对行牵引复位的患儿做好牵引护理，维持牵引体位正确，不允许随意去除固定装置。

（2）佩戴 Pavlik 吊带患儿做清洁护理时，勿去掉吊带为宜，但应注意勿使浸湿，保证持续穿戴 4 个月。

（3）使用石膏或支具固定时，应注意保持髋关节稳定，变换固定体位时应防止髋关节移动而发生再脱位。

2. 皮肤护理

（1）对使用各种外固定器具固定患儿，必须给予合适的衬垫，避免皮肤直接接触外固定器具。每天至少检查患儿皮肤 2~3 次，观察肢体有无摩擦、卡压等现象，有无皮肤破损或局部肿胀，发现异常，应及时通知医生予以调整。

（2）注意倾听患儿啼哭或主诉，发现异常时，应注意观察肢端血液循环情况，并检查外固定装置，以便及时发现有无异常发生。

（3）保持患儿皮肤清洁，轻柔按摩局部皮肤，避免使用对皮肤有刺激性的清洗剂或扑粉。

3. 日常生活护理

（1）保证营养及水分的摄入，注意大小便护理，勤换尿布，每日定时为婴儿清洗会阴部，防止大小便污染石膏支具，以及会阴部湿疹发生。

（2）在外固定器具使用治疗时，要指导患儿主动或被动活动未受影响的肢体或关节，指导患儿进行呼吸运动，观察并处理便秘、泌尿道或呼吸道并发症。

（3）保证患儿得到年龄相应的娱乐和刺激，对外固定牢固的患儿，应尽可能保证每天户外活动 2h，冬季要注意肢体保暖。

4. 手术护理　遵照手术前后护理要求，增加患儿的舒适感，观察患儿伤口情况、生命体征、疼痛及肢端感觉运动情况等，保障营养供给，及时观察并处理手术及制动所致的相关并发症，促进患儿康复。

5. 心理护理　消除患儿及家长的负性情绪，以取得积极的配合，获得最大程度的康复。

6. 健康教育

（1）加强新生儿出生后的早期体检筛查工作，以提高 DDH 的检出率，进行早期治疗和干预，防止漏诊、误诊。

（2）宣传有利于髋关节发育的养育知识，保持髋关节的适度屈曲外展，避免将婴儿双下肢伸直位包裹；新生儿出生后建议穿连体衣裤4个月，以利于髋关节的发育。

（3）教会家长外固定器具护理相关知识，保障有效固定，避免固定和制动所致的各种并发症，应告知其正确固定的重要性，确保家长不会自行拆除外固定装置。

（4）指导家长定期随访复诊，保障患儿完成治疗流程。

（九）护理评价

（1）患儿是否能够得到治疗所允许的最大活动，不产生因制动所导致的并发症。

（2）患儿皮肤是否能够保持完整。

（3）患儿是否能够避免并发症的发生。

（4）患儿家长是否能够复述并掌握DDH照护相关护理知识。

（5）患儿（家长）是否能消除负性情绪，获得良好心理适应。

（李 巧）

第三章
骨科常用检查、治疗技术及护理

第一节 石膏固定术及护理

石膏固定术是将石膏绷带包扎在需要固定的肢体上，逐渐干燥坚固，硬结成型，达到对患肢起有效固定的作用。

（一）术前/非手术护理

1. 常规护理 执行骨外科疾病术前护理常规。

2. 检查 完善辅助检查。

3. 体位 协助患者取舒适体位。

4. 病情观察 监测生命体征。

5. 心理护理 向患者及家属说明石膏固定的必要性及注意事项，缓解其焦虑和恐惧心理。

（二）术后护理

1. 常规护理 执行骨外科疾病术后护理常规。

2. 体位与活动 石膏固定肢体置于功能位。

（1）适当支托，手掌平托石膏固定的肢体，不可用手抓捏、按压、牵拉。

（2）尽量不要搬动患者，避免石膏折断、变形。

（3）加快干固：温度低、湿度大时可用烤灯照射烘干，注意温度不可过高，以防烫伤。

3. 饮食护理 给予高蛋白、高热量、高维生素和富含纤维素类饮食。

4. 病情观察 观察患肢肿胀程度、皮肤颜色、温度及感觉情况，注意评估"5P"症状：疼痛、苍白、感觉异常、麻痹及脉搏消失，做好交接。

5. 疼痛护理 对患者疼痛进行评估，根据疼痛分级给予相应护理。

6. 预防并发症

（1）骨筋膜室综合征：注意观察石膏固定肢体的末梢血液循环，若患肢出现血液循环受阻或神经受压的症状，立即平放肢体并通知医生处理。

（2）压疮及化脓性皮炎：石膏未干前避免按压石膏，以防留有凹陷，石膏边缘应修剪光滑、整洁，骨突处给予衬垫，告知患者不可随意将物品伸进石膏内抓痒，以免损伤皮肤。若石膏内有恶臭及渗液流出，应及时开窗检查处理。

（3）失用综合征：石膏固定期间，应加强肢体的功能锻炼，防止肌肉萎缩、关节僵硬。

7. 健康教育及出院指导

（1）保持石膏干燥清洁，避免污染。

（2）加强主动功能锻炼。

（3）拆除石膏后做好皮肤护理，温水清洗皮肤，避免抓挠。

（李　巧）

第二节　骨牵引技术及护理

骨牵引术是骨科常用的治疗方法，是利用牵引力和反牵引力作用于骨折部，达到复位或维持复位固定的治疗方法。

（一）术前/非手术护理

1. 常规护理　执行骨外科疾病术前护理常规。

2. 术前准备　完善辅助检查，做好手术准备。

3. 体位　协助患者取舒适的体位。

4. 病情观察　监测生命体征。

5. 心理护理　讲解牵引术的相关知识，鼓励患者排除焦虑和恐惧心理，取得配合。

（二）术后护理

1. 常规护理　执行骨外科疾病术后护理常规。

2. 体位与活动　牵引期间始终保持牵引方向与肢体长轴成直线，牵引锤悬空，保持有效牵引。牵引不可随意放松，颅骨牵引应抬高床头，下肢牵引应抬高床尾。

3. 饮食护理　给予高蛋白、高热量、高维生素和富含纤维素类饮食，多饮水，保持大小便通畅。

4. 病情观察　严密观察患肢末梢血液循环情况，包括肢端皮肤颜色、温度、足背动脉搏动、毛细血管充盈度、指（趾）活动情况及患者主诉，如有无疼痛、麻木等感觉，做好班班交接。

5. 疼痛护理　对患者的疼痛进行评估，根据疼痛分级给予相应的护理。

6. 预防并发症

（1）坠积性肺炎：指导患者练习深呼吸和有效咳嗽，定时拍背。

（2）压疮：保持床铺清洁干燥，定时协助更换体位，防止发生压疮。

（3）关节僵硬和足下垂：下肢牵引时，应在膝外侧垫软枕，防止压迫腓总神经，并将足部置于功能位，指导患者进行关节的主动活动和被动活动。

（4）血栓性静脉炎：指导患者进行有效的功能锻炼，如股四头肌等长收缩运动。

7. 健康教育及出院指导

（1）牵引固定肢体置于功能位，指导患者进行固定范围内肌肉的等长收缩运动，以及固定范围外关节的主动运动。

（2）预防感染　骨牵引针孔处保持皮肤清洁，以无菌敷料覆盖，每日用75%酒精消毒针孔处，以防牵引针孔感染。

（3）牵引的质量根据病情、部位和患者体重而定，如下肢牵引的质量为体重的1/10 ~

— 79 —

1/7，上肢牵引的质量为体重的 1/20～1/15，避免过度牵引。

（李　巧）

第三节　皮牵引技术及护理

皮肤牵引是将牵引力直接加于皮肤，间接牵拉肌肉骨骼，起到患肢制动、保持肢体功能位、减轻疼痛的作用，使骨折或脱位得以整复，预防和矫正畸形。

（一）术前/非手术护理

1. 常规护理　执行骨外科疾病术前护理常规。

2. 完善辅助检查，做好物品准备　指导患者皮牵引前清洁患肢，备质地柔软长毛巾两条，指导患者家属将患者生活必需品放置于患者易取处。

3. 体位　协助患者安置舒适的体位。

4. 病情观察　监测神志及生命体征，密切观察患肢末梢血液循环。

5. 心理护理　向患者或家属解释皮牵引的目的和注意事项，消除患者顾虑，取得患者配合。

（二）术后护理

1. 常规护理　执行骨外科疾病术后护理常规。

2. 体位与活动　患者躯干要直，骨盆要方正，下肢保持外展中立位，牵引绳须在滑轮槽内，牵引坨保持悬空，床尾抬高 15～20cm；帮助患者改变体位时，应保持牵引方向正确，尤其是颈椎骨折，不得扭曲头颅，翻身时头部与身体保持一致。患儿行双腿垂直悬吊牵引，臀部应离床 1～2cm。

3. 饮食护理　给予高钙、高热量、高蛋白、粗纤维饮食，戒烟酒。

4. 病情观察　密切观察肢端血液循环，每 2～4h 打开牵引套一次，放松 10min 后再予以固定，足部用软垫托起，每 2～4h 上下移动一次防止足跟、足踝压疮。悬吊牵引患儿，严密观察牵引胶布及绷带有无松散或脱落，患儿皮肤是否过敏，保护患儿足跟。冬季注意保暖。牵引质量应据病情决定，不可随意加减。皮牵引约为 1kg/岁，不超过 5kg。

5. 疼痛护理　有效镇痛，因疼痛影响休息时，遵医嘱给予镇痛剂等药物，保证睡眠。

6. 预防并发症

（1）压疮：保持床单位的整洁干燥，协助患者定时抬臀，做牵引肢体肌肉静力收缩练习。

（2）便秘：指导患者进食水果、蔬菜，每日饮水 2 000ml，腹部顺时针按摩 15min/次，3 次/d。

（3）呼吸、泌尿系统并发症：鼓励患者多饮水，利用牵引架拉手抬起上身，每日深呼吸、有效咳嗽 10 次，排尿时鼓励排净尿液。

（4）垂足畸形（足下垂）：防止被褥等物品压于足背，保持踝关节至 90°。

（5）深静脉血栓的形成。

7. 健康宣教和出院指导

（1）心理护理：加强沟通，关心鼓励患者，使其积极配合治疗。

（2）功能锻炼：指导患者行固定范围内的肌肉静力收缩锻炼及固定范围外的关节主动活动，下肢牵引患者，协助其行膝关节被动锻炼。

（李　巧）

第四节　外固定架的应用及护理

骨外固定支架是将骨折两端用针或钉钻入后在皮外将其固定在外固定架上。此法非一种内固定，也不是外固定，但起到了过去内固定和外固定所不能达到的效果。

优点：固定方法简单、稳定、可靠、有效。组织损伤小，可以进行二次复位调节，便于术后伤口换药，有利于控制感染，可早期行功能锻炼，拆取方便，无需二次手术。

缺点：针眼渗液，感染较多见，固定针松动、断裂影响效果，体外装置会影响患者美观。

（一）术前/非手术护理

1. 常规护理　执行骨外科疾病术前护理常规。

2. 检查　完善辅助检查。

3. 体位　协助患者取舒适体位，患肢抬高 10～20cm。

4. 病情观察　密切观察肢端皮肤颜色、温度、足背动脉搏动、感觉和运动情况，监测生命体征。

5. 心理护理　向患者及家属说明外固定支架的优越性、方法、注意事项。消除患者恐惧心理，增强治愈疾病的信心。

（二）术后护理

1. 常规护理　执行骨外科疾病术后护理常规。

2. 体位与活动　术后患者取平卧位，外固定架固定肢体置于功能位。患肢抬高 10～20cm，高于心脏水平。

3. 饮食护理　给予高蛋白、高热量、高维生素和富含纤维素类和钙质且易于消化吸收的饮食。

4. 病情观察　观察患肢肿胀程度、皮肤颜色、温度及感觉情况，足背动脉搏动、感觉和运动情况，观察有无过度牵拉导致的神经血管损伤。

5. 疼痛护理　对患者疼痛进行评估，根据疼痛分级给予相应护理。由于肢体肿胀及针眼处皮肤牵拉，可引起疼痛。教会患者松弛疗法，遵医嘱给予镇痛剂。

6. 预防并发症

（1）骨筋膜室综合征：抬高患肢，高于心脏水平，进行肌肉等长收缩及患肢远近端的关节活动，密切观察肢体肿胀、疼痛、活动、牵拉痛及动脉搏动情况等变化。若患肢出现血液循环受阻或神经受压的症状，立即平放肢体并通知医生处理。

（2）钢针松动：钢针松动是常见的并发症，每日检查外固定器螺钉的松紧度，保持有效固定，适当延长患肢不负重的时间，防止钢钉松动。

（3）感染：钉道感染是最常见的并发症。观察有无全身感染情况及钉孔周围有无红、肿、热、痛及脓性分泌物，钉孔有无渗血渗液，渗出液多时应及时更换无菌敷料，每日 2 次用75%酒精滴钉孔，保持钉孔部位清洁干燥。勿去除钉孔周围皮痂。密切观察体温变化，如发生感染，应立即抬高患肢，停止关节锻炼，遵医嘱应用抗生素，及时清除钉道分泌物，保持周围皮肤清洁干燥，感染严重者须切开引流。

（4）失用综合征：外固定架固定期间，应加强肢体的功能锻炼，防止肌肉萎缩、关节僵硬。

7. 健康教育及出院指导

（1）加强主动功能锻炼，手术后应尽早开始功能锻炼。术后第1d开始做股四头肌舒缩运动，2～3次/d，5～30min/次。术后3d疼痛减轻开始上下关节的锻炼。固定可靠，肢体肿胀减轻后，患者可扶拐下地活动。如果活动后，肢体肿胀明显，应减少或暂停活动。

（2）保持外固定架针孔处皮肤干燥清洁，避免污染。发现脓性分泌物较多时，应及时去医院处理。

（3）加强饮食，多食高蛋白、高钙、易消化的食物，保持合适的体重。适当进行户外活动，多晒太阳，以防骨质疏松，定期门诊复查。

（李　巧）

第五节　负压封闭引流术及护理

持续负压吸引是用VSD材料＋半透膜＋三通接管＋负压吸引器进行负压吸引的技术。

（一）术前/非手术护理

1. 常规护理　执行骨外科疾病术前护理常规。

2. 术前检查　完善辅助检查，做好手术准备。

3. 体位　协助患者安置舒适的体位。

4. 病情观察　测神志及生命体征，对于出血多的患者，遵医嘱及时输血、输液扩容。

5. 心理护理　为患者讲解VSD手术的目的、方式，取得患者配合。

（二）术后护理

1. 常规护理　执行骨外科疾病术后护理常规。

2. 体位与活动　患肢垫软枕，抬高患肢20°～30°，患肢使用护架。

3. 饮食护理　指导患者禁烟酒，给予高热量、高蛋白饮食。如患有高血压、糖尿病，需按疾病饮食原则进食。

4. 病情观察　观察患者神志及生命体征变化，若有异常及时通知医师进行处理。

1）观察患肢末梢血液循环：若患者切口处红肿热痛、生命体征改变等应及时通知医生。

2）观察引流液的量、颜色和性状：每小时引流出新鲜血液超过100ml应通知医师；若引流量除去冲洗量后超过200ml/10h，黏稠、易凝固，应考虑有活动性出血的可能；若未连接冲洗装置，患者第一天引流量少于20ml/24h，应查找原因；若患者自述切口局部有胀痛感，应抽吸或开放冲洗装置。

3）观察负压吸引效果：调节负压0.017～0.06MPA，保持透明敷料密闭，引流管管形存在，防止管道扭曲、折叠，床头挂防脱管标识并注明吸引管道使用时间及日期、执行人名。根据医嘱为患者建立 VSD 冲洗通路，调节冲洗速度，挂冲洗标识牌，注明冲洗管道使用时间及日期、执行人名。出现以下情况给予相应处理：

（1）VSD 材料干结变硬前：48h 变硬，可以从引流管中向 VSD 敷料缓慢注入生理盐水，变软后再次接通负压。48h 后变硬，可不做处理。

（2）引流管堵塞，向引流管逆行：缓慢注入生理盐水：浸泡 10～15min 待堵塞的引流物变软后，重新接通负压源，必要时多次操作，甚至更换敷料。

（3）VSD 材料鼓起、不见管形，排除引流物堵塞；排除负压吸引瓶故障；排除负压源异常；吸引器损坏所致负压不够，中心负压停止，电源断路；查看引流管道是否折曲、漏气，接头处紧密否，管道长时间负压状态是否导致管道密闭无隙。

4）每周更换 2 次引流装置：一般负压封闭引流可维持有效引流 5～7d，对于组织血液供应较差、面积较大的创面，保留 5～10d，手足部保留 7～14d。

5. 疼痛护理 观察患者伤口疼痛的程度、性质及镇痛泵的应用效果，如疼痛明显及时通知医师，进行处理。

6. 预防并发症 预防关节僵硬及静脉血栓形成，应指导患肢未固定关节主动活动和肌肉的收缩活动，下肢进行踝关节运动和股四头肌的等长收缩等，上肢进行握拳运动和腕关节的旋转运动等，1～2h/组，15～20 个/组。

7. 健康教育及出院指导

（1）心理护理：详细告知患者及家属自我观察和护理的方法，协助患者活动时保持有效负压引流的方法，安抚患者减轻疼痛。

（2）指导患者行功能锻炼，患肢各关节主动活动，进行肌力锻炼。

（3）保持伤口清洁、干燥，防止感染，定时门诊复查。

（李 巧）

第六节 关节腔穿刺术

关节腔穿刺术可使医者抽取腔内滑液、了解滑液状况，为临床诊断提供依据，并可使医者向关节腔内注射药物治疗关节疾病。

（一）术前/非手术护理

1. 常规护理 执行骨外科疾病术前护理常规。

2. 完善辅助检查，做好物品准备 治疗车，治疗盘（内有常规消毒用品），膝关节穿刺包，5ml、10ml 注射器，40% 盐酸利多卡因，无菌手套，胶布。指导患者穿刺前清洁患肢。

3. 体位 协助患者安置舒适的体位，操作前指导患者做关节的主动或被动的全方位运动。

4. 病情观察 监测生命体征。

5. 心理护理 向患者或家属解释关节腔穿刺的目的和注意事项，消除患者顾虑，取得患者配合。

（二）术后护理

1. 常规护理 执行骨外科疾病术后护理常规。

2. 体位与活动　协助患者舒适卧位，按压穿刺针眼 3 ~ 5min，卧床休息 1 ~ 2d，接受抗凝治疗的患者制动 1 ~ 2d。

3. 饮食护理　给予高维生素、高蛋白、易消化饮食，促其戒烟酒。

4. 病情观察　对疼痛明显的患者监测生命体征，观察关节腔穿刺处皮肤情况，有无出血，肢端血液循环，患肢注意保暖。

5. 疼痛护理　有效镇痛，因疼痛影响休息时遵医嘱给予镇痛剂等药物，保证睡眠。

6. 心理护理　加强心理护理，患者情绪紧张，可使关节内的压力增高（可达 49kPa 以上），很难顺利穿刺。

7. 注意事项　关节腔内注射皮质类固醇的患者，一天内注射的关节数量只限于 2 个以内，一年内同一关节注射的次数不超过 3 次。

（李　巧）

第七节　气压泵治疗的护理

（一）气压泵治疗目的

（1）间歇性加压加速下，肢静脉血液向心回流，有效减少血液在下肢静脉内滞留，从而促进下肢静脉血液回流。

（2）增强纤维蛋白溶解活性，促进内皮细胞因子的释放，抑制血小板凝集。

（二）气压泵治疗前护理

（1）评估患者病情、耐受程度，治疗部位有无感觉迟钝。

（2）评估局部肢体、皮肤状况。

（3）静脉血栓患者禁止使用气压治疗。

（4）告知患者或家属实施压力泵治疗的目的，取得患者配合。

（三）气压泵治疗步骤

（1）两人核对医嘱，备置功能完好的气压泵、笔、治疗单、接线板等。

（2）洗手后携用物至患者床旁，核对患者床号、姓名、住院号。告知患者操作目的，取得患者合作。

（3）评估患者及周围环境，调节室温 25℃ 左右，酌情关闭门窗，注意保护患者的隐私。

（4）插好电源插头，调整模式，选择驱动压力和时间。

（5）协助患者行舒适卧位，穿裤子和袜子，气压泵套筒套于患肢。

（6）连接通气筒，再次核对参数后按键，询问患者感受，密切观察肢体情况和患者的反应。

（7）未治疗部位加强保暖，整理床单位。

（8）治疗期间护士加强巡视，做好患者生活护理。

（9）遵医嘱 15min 后停止气压泵治疗，拔除电源，撤离套筒，协助患者穿衣或盖上被服后记录签名。

（10）处理用物，洗手。

（四）气压泵治疗注意事项

（1）患者患侧肢体有破损，应无菌包扎后再套一柔软塑料袋，以防止交叉感染。

（2）注意主机与下肢垫管道连接是否紧密，以免影响治疗效果。

（3）治疗过程中要注意观察患者的病情变化，如果出现头晕、头疼、胸闷、气短、心悸、面色改变等，要立即停止治疗。

（4）在治疗过程中出现患肢疼痛或不适，首先检查足踝部是否自然放松，位置是否合适，足踝不要呈背曲位，足趾有无叠加、弯曲。

（5）对于双下肢需要治疗的患者，应先施行一侧肢体的治疗，待休息 30~60min 后再做另一侧肢体，以免两侧肢体同时加压，使回心血量骤增发生意外。

（6）对于伴有下肢静脉血栓形成的患者，必须是病情已过急性期，且病程须已超过 50d以上，才可以做这项治疗，以免挤压导致血栓脱落，发生肺栓塞等并发症。

（7）根据患者胖瘦选择合适压力，告知患者及家属不要自行调节参数。

（李 巧）

第八节 烤灯的应用及护理

（一）烤灯治疗目的

（1）辅助治疗，可镇痛、解痉、促进创面愈合、保护肉芽组织生长。

（2）保持患者治疗部位处于 40℃ 恒温环境，避免环境因素导致患处皮肤和血管的痉挛、缺血。

（二）烤灯治疗前护理

（1）评估患者病情、生命体征、耐受程度，治疗部位有无感觉迟钝。

（2）评估需照射部位皮肤状况。

（3）下列患者禁止使用烤灯：高热、治疗部位有肿瘤、皮肤过敏、开放性肺结核、严重动脉硬化、出血性疾病、眼疾、闭塞性脉管炎、皮肤感觉障碍、血管代偿功能不全、软组织急性感染等患者。

（4）告知患者或家属实施烤灯治疗的目的，取得患者配合。

（5）移动或以隔热物品遮盖床旁吸热性强的物品。

（三）烤灯治疗步骤

（1）两人核对医嘱，备置功能完好的烤灯，必要时备接线板和有色眼镜。

（2）洗手后携用物至患者床旁，核对患者床号、姓名、住院号。告知患者操作目的，取得患者合作。

（3）评估患者及周围环境，调节室温至 25℃ 左右，酌情关闭门窗，私密部位照射时应拉围帘，注意保护患者的隐私。

（4）插好电源插头，烤灯放置在离照射部位 40~60cm 处，照射面、颈部及前胸部时，应以湿纱布盖住患者眼睛或让患者戴有色眼镜保护眼睛。

（5）打开烤灯架上旋钮开关及灯罩上红色开关，鹅颈灯功率为 40~60W，用前臂内侧测试温度，以感觉温热为宜。

（6）询问患者感受，密切观察局部皮肤情况和患者的反应。

（7）未治疗部位加强保暖，整理床单位。

（8）治疗期间护士加强巡视，做好患者生活护理，指导患者勿离床活动，治疗部位持续照射。

（9）遵医嘱停止烤灯照射时，向患者告知，协助患者穿衣或盖上被服后撤离烤灯。

（10）处理用物，洗手。

（四）烤灯治疗护理要点

（1）告知患者治疗目的及治疗时的配合事项。意识不清患者、儿童患者必须在监护人的看管下使用。局部感觉障碍、血液循环障碍、意识不清者，孕妇，皮肤瘢痕者，治疗时酌情增加灯距，防止烫伤。高血压患者不得照射头部。

（2）观察患者照射部位的局部皮肤，发现皮肤紫红色或感觉疼痛，应立即停止照射，通知管床医师处理。患者感觉过热、心慌、头晕等，及时处理。

（3）嘱患者和家属不要随意移动烤灯，不要自行调节灯距，不要在烤灯上覆盖物品等。

（胡江琳）

第四章

骨科常见评估及规范

第一节　骨科患者生活自理能力评估及护理规范

1. 目的　对患者日常生活能力是否独立以及独立的程度进行评估，确定患者自理能力等级，为病情及护理等级的确立提供参考依据，同时为制定和修订康复治疗方案，判定康复治疗效果提供客观依据。

2. 定义　ADL（Activities of Daily Living）：指一个人为了满足日常生活的需要每天所进行的必要活动。

3. 评估　用《Barthe 指数评分量表》对所有住院患者进行评估。

项目	评分	标准	项目	评分	标准
进食	10	完全独立	穿衣	10	完全独立
	5	需部分帮助		5	需部分帮助
	0	需极大帮助		0	需极大帮助
修饰	5	完全独立	洗澡	5	完全独立
	0	需部分帮助		0	需部分帮助
控制大便	10	完全独立	控制小便	10	完全独立
	5	需部分帮助		5	需部分帮助
	0	需极大帮助		0	需极大帮助
如厕	10	完全独立	上下楼梯	10	完全独立
	5	需部分帮助		5	需部分帮助
	0	需极大帮助		0	需极大帮助
床椅转移	15	完全独立	平地行走	15	完全独立
	10	需部分帮助		10	需部分帮助
	5	需极大帮助		5	需极大帮助
	0	完全依赖		0	完全依赖

根据以上项目评分，结合病人病情和医嘱，完成以下等级评定

自理能力等级		病情等级	护理分级
重度依赖	≤40分	病危/抢救	特级护理

续　表

自理能力等级		病情等级	护理分级
中度依赖	41~60分	病重/病情不稳/未明确诊断	一级护理
轻度依赖	61~99分		二级护理
无需依赖	100分	病情稳定/康复期	三级护理

4. 护理分级的依据

1）符合以下情况之一，可确定为特级护理：

（1）维持生命，实施抢救性治疗的重症监护患者。

（2）病情危重，随时可能发生病情变化需要进行监护，抢救的患者。

（3）各种复杂或大手术后、严重创伤或大面积烧伤的患者。

2）符合以下情况之一，可确定为一级护理：

（1）病情趋向稳定的重症患者。

（2）病情不稳定或随时可能发生变化的患者。

（3）手术后或治疗期间需要严格卧床的患者。

（4）自理能力重度依赖的患者。

3）符合以下情况之一，可确定为二级护理：

（1）病情趋于稳定或未明确诊断前，仍需观察，且自理能力轻度依赖的患者。

（2）病情稳定，仍需卧床，且自理能力轻度依赖的患者。

（3）病情稳定或处于康复期，且自理能力中度依赖的患者。

4）病情稳定或处于康复期，且自理能力轻度依赖或无需依赖的患者，可确定为三级护理。

5. 住院患者的评估时机

（1）初始评估：凡新入院患者，责任护士均需根据《Barthe 指数评分量表》进行评估，评估当班完成。

（2）再评估：住院患者每周评估一次，患者病情或自理能力发生变化时、手术患者回室后均须再次评估。

（3）护士长定期检查护士对住院患者 Barthe 指数评分的落实情况。

（胡江琳）

第二节　骨科患者深静脉血栓风险评估及护理规范

1）目的：防范与减少深静脉血栓事件发生，保障患者诊疗过程安全，减少意外发生。

2）定义：深静脉血栓形成（deep venous thrombosis，DVT）指血液在深静脉内异常凝结所致的一种静脉回流障碍性疾病，好发于下肢深静脉。血管内膜损伤、血流速度缓慢、血液高凝状态是引起 DVT 的三大主要病因。

3）加强对深静脉血栓的预防管理，执行住院患者深静脉血栓评估的要求。

4）用《Autar 深静脉血栓评分表》对所有住院患者进行深静脉血栓风险评估。

Autar 深静脉血栓形成风险评估表

年龄（岁）	分值	体重指数（BMI） 体重（kg）／身高（m）^{2}	分值	活动	分值
10～30 岁	0	低体重　＜18.5	0	自由活动	0
31～40	1	平均体重　18.5～22.9	1	自行使用助行工具	1
41～50	2	超重　23.0～24.9	2	需要他人协助	2
51～60	3	肥胖　25.0～29.9	3	使用轮椅	3
61～70	4	过度肥胖　≥30.0	4	绝对卧床	4
70 以上	5				
现有的高危疾病	分值	外科手术（只选择一个合适的手术）	分值	特殊风险	分值
				口服避孕药：20～35 岁	1
				口服避孕药：35 岁以上	2
溃疡性结肠炎	1	小手术 ＜30min	1	激素治疗	2
红细胞增多症	2	择期大手术	2	怀孕/产褥期	3
静脉曲张	3	急诊大手术	3	血栓形成	4
慢性心脏病	3	胸部手术	3	创伤风险（术前评分项目）	分值
急性心肌梗死	4	腹部手术	3	头部受伤	1
恶性肿瘤	5	泌尿系手术	3	胸部受伤	1
脑血管疾病	6	神经系统手术	3	脊柱受伤	2
静脉栓塞病史	7	妇科手术	3	骨盆受伤	3
		骨科（腰部以下）手术	4	下肢受伤	4

5）评估对象：具有并发症中任一项（DVT 病史、高血压、肥胖及糖尿病），年龄大于 40 岁，卧床大于三天，恶性肿瘤，输注刺激性药物，偏瘫，下肢骨折，妊娠晚期的孕妇和产妇，制动，手术时间大于等于 30min 患者，以上情况符合 4 项及以上者，需用《Autar 深静脉血栓形成风险评估表》进行评估。

6）评估时间

（1）入院 24h 内，手术后及病情变化时。

（2）评分大于等于 15 分的患者须三天评估一次，每周至少两次，小于 14 分者每周评估一次。

（3）判断标准：评分小于等于 10 分为低风险，评分 11～14 为中风险，评分大于等于 15 分为高风险。

7）加强高危患者管理，落实预防护理措施，降低深静脉血栓发生率。

8）高危患者预防措施

（1）评分小于等于 10 分（低风险）、评分 11～14（中风险）、评分大于等于 15 分（高风险）者，采取以下预防措施：

a. 避免下肢静脉穿刺，注意保暖。

b. 多饮水，多吃蔬果，保持大便通畅，避免屏气用力。

c. 戒烟戒酒，控制血糖、血脂。

d. 鼓励进行深呼吸运动及咳嗽动作。

e. 规范使用止血带。

f. 常规进行静脉血栓知识宣教，鼓励患者勤翻身，下床活动。

g. 如下肢制动，指导进行背伸趾曲，股四头肌舒缩运动；如下肢不制动，指导进行下肢伸曲运动。

（2）评分 11~14（中风险）附加采取以下预防措施

a. 抬高患肢，禁止腘窝及下腿下单独垫枕，加强观察。

b. 压力式弹力袜。

3）评分≥15 分（高风险）附加采取以下预防措施

a. 加强观察患肢有无疼痛、肿胀情况，患肢的皮肤温度、色泽、感觉、周径等常规进行静脉血栓知识宣教。

b. 足底静脉泵。

c. 压力式弹力袜。

d. 间歇充气加压装置。

e. 高危患者床尾挂"预防 DVT"标识，以便护士、患者以及其家属共同管理和相互提醒。

9）责任护士对高危患者及家属做好预防静脉血栓的宣教，必要时在护理记录单上记录宣教内容，并请患者或家属签字。如果患者/家属拒绝使用弹力袜，需在护理记录单上注明，并请家属签字。

10）护士长定期检查护士对住院患者深静脉血栓评估及预防措施的落实情况。

11）落实深静脉血栓护理规范，减轻患者痛苦，降低伤害程度。

12）深静脉血栓的护理规范

（1）当患者出现大腿和小腿处疼痛和压痛，活动后加重，抬高患肢可好转；Homans 征阳性（患者伸直，踝关节背屈时，由于腓肠肌和比目鱼肌被动牵拉而刺激小腿肌肉内病变的静脉，引起小腿肌肉深部疼痛）；患肢进行性肿胀或者红斑形成、皮肤紧张、发亮、呈发绀色、有时可发生水泡、皮肤温度明显增高；低热和心率加快，临床诊断为静脉血栓的可能。

（2）患者绝对卧床休息，患肢抬高，高于心脏 10~20cm，制动，禁止按摩、挤压患肢。

（3）遵医嘱给予高流量吸氧，根据医嘱予以低分子肝素抗凝、甘露醇等脱水治疗。

（4）遵医嘱必要时抽血查 D - 二聚体，血管多普勒超声检查等以明确诊断。

（5）严密观察病情变化及患肢循环，观察患者有无呼吸困难、胸痛、咳嗽、心悸、咯血、休克等，警惕肺栓塞的发生，并做好记录。

（6）每班随访监控，床边交接并记录末梢循环情况，必要时测量髌骨下缘 10cm、髌骨上缘 15cm 周径的监测记录。

（7）病情变化时必须及时报告医师给予处理。

13）深静脉血栓的处理流程。

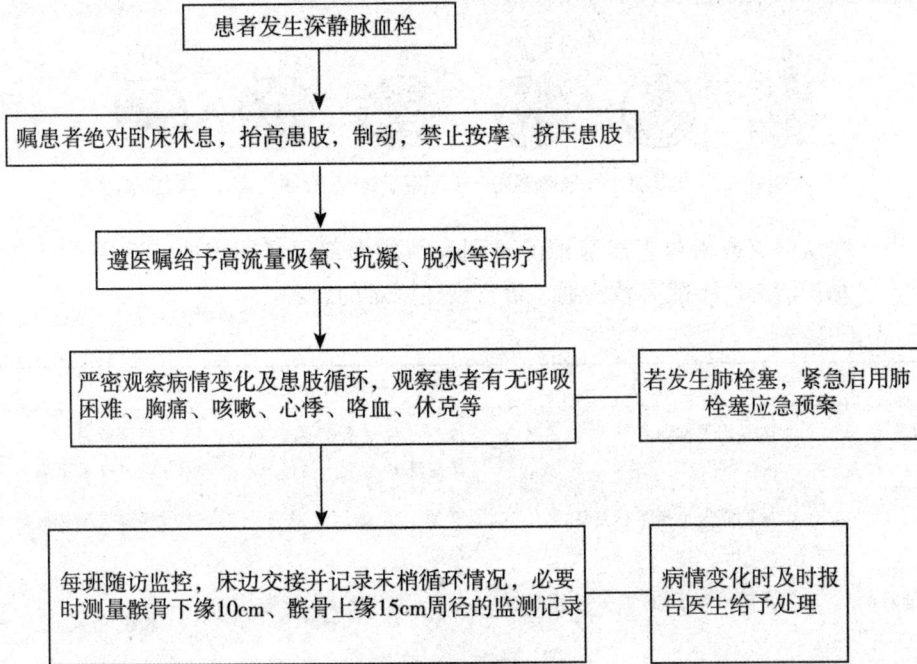

```
┌─────────────────────────┐
│      患者发生深静脉血栓      │
└─────────────────────────┘
              │
              ▼
┌────────────────────────────────────┐
│ 嘱患者绝对卧床休息，抬高患肢，制动，禁止按摩、挤压患肢 │
└────────────────────────────────────┘
              │
              ▼
┌──────────────────────────────┐
│   遵医嘱给予高流量吸氧、抗凝、脱水等治疗   │
└──────────────────────────────┘
              │
              ▼
┌────────────────────────────────┐    ┌──────────────────────┐
│ 严密观察病情变化及患肢循环，观察患者有无呼吸  │────│ 若发生肺栓塞，紧急启用肺   │
│ 困难、胸痛、咳嗽、心悸、咯血、休克等        │    │ 栓塞应急预案            │
└────────────────────────────────┘    └──────────────────────┘
              │
              ▼
┌────────────────────────────────┐    ┌──────────────────────┐
│ 每班随访监控，床边交接并记录末梢循环情况，必要 │    │ 病情变化时及时报        │
│ 时测量髌骨下缘10cm、髌骨上缘15cm周径的监测记录 │    │ 告医生给予处理          │
└────────────────────────────────┘    └──────────────────────┘
```

（胡江琳）

第三节 骨科患者疼痛评估及护理规范

1. 目的 减轻患者疼痛，增加患者舒适感，提高患者生活质量。
2. 加强动态疼痛评估 及时评定患者的疼痛强度、范围及其变化。
3. 评估方法
1）数字分级法（NRS）。

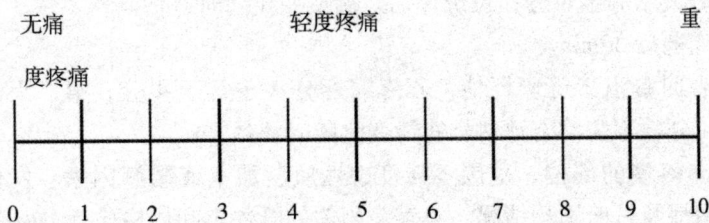

```
无痛            轻度疼痛              重
度疼痛
 ├──┼──┼──┼──┼──┼──┼──┼──┼──┼──┤
 0  1  2  3  4  5  6  7  8  9  10
```

NRS 评分说明：

适用于年龄大于 7 岁、意识清醒、能有效沟通并能完整表述的患者。可以以口述或书面形式使用，要求患者用数字（0～10）表达出感受疼痛的强度，通常可用疼痛与睡眠的关系，提示疼痛的强度。

（1）若疼痛完全不影响睡眠，疼痛应评为 4 分以下，为轻度痛。

（2）若疼痛影响睡眠但仍可自然入睡，疼痛应评为 4～6 分，为中度痛。

（3）若疼痛导致不能睡眠或睡眠中痛醒，需用镇痛药物或其他手段辅助帮助睡眠，疼痛应评为 7～10 分，为重度痛。

2）面部表情评估量表法（FPS）。

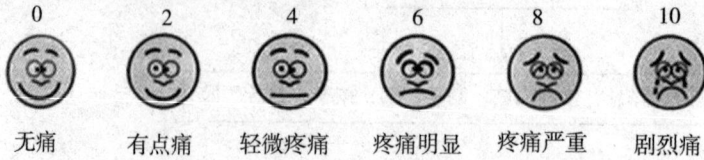

0	2	4	6	8	10
无痛	有点痛	轻微疼痛	疼痛明显	疼痛严重	剧烈痛

此表由六张从微笑或幸福直至流泪的不同表情的面部像形图组成，适用于年龄大于7岁、老年人、意识清醒、不能有效沟通、语言表述困难的患者。

3）FLACC 量表。

	0	1	2
Face（脸）	微笑或无特殊表情	偶尔出现痛苦表情，皱眉，不愿交流	经常或持续出现下颚颤抖或咬紧下颚
Leg（腿）	放松或保持平常的姿势	不适，紧张，维持于不舒服姿势	踢腿或腿部拖动
Activity（活动度）	安静躺着，正常体位或轻松活动	扭动，翻来覆去，紧张	身体痉挛，成弓形，僵硬
Cry（哭闹）	不哭（清醒或睡眠中）	呻吟，啜泣，偶尔述痛	一直哭泣，尖叫，经常述痛
Consolability 可安慰性	满足，放松	偶尔抚摸拥抱和言语可被安慰	难于被安慰

FLACC 评分说明：适用于 2 个月至 7 岁、意识障碍、不能有效沟通、无法完整表达疼痛的患者。

4. 评估时机

（1）入院时。

（2）疼痛评分大于等于 4 分，班班评估，病情变化随时评估。

（3）使用止痛药后 30min。

（4）手术患者回室当天班班评估，若疼痛评分大于等于 4 分，第二天继续班班评估，若疼痛评分小于 4 分，不需动态评估，病情变化随时评估。

5. 评估内容　疼痛的部位、范围、强度、性质、加重或缓解因素、发作和持续时间、伴随症状，以往治疗及目前用药情况，与疼痛相关的既往史和体格检查，患者的精神心理状态，年龄。

6. 疼痛判断

（1）无痛：0 分。

（2）轻度疼痛：1～3 分，有轻微的疼痛，患者能忍受。

（3）中度疼痛：4～6 分，患者疼痛并影响睡眠，尚能忍受，采用调整体位、分散注意力等非药物措施，遵医嘱口服或注射用药。

（4）重度疼痛：7～10 分，患者剧烈疼痛或难以忍受，遵医嘱用药，做好心理及舒适护理。

7. 护理干预　积极进行疼痛护理干预，有效缓解疼痛，增加患者舒适感，提高患者生活质量。

1）解除疼痛刺激源

（1）如外伤引起的疼痛等，应根据情况采取止血、包扎、固定等措施；胸腹部手术后因为咳嗽、深呼吸引起伤口疼痛，应协助患者按压伤口后，再鼓励咳痰和深呼吸。

（2）避免刺激性因素，保持环境安静、舒适。

2）心理护理

（1）尊重并接受患者对疼痛的反应，建立良好的护患关系。护士不能以自己的体验来评判患者的感受。

（2）解释疼痛的原因、机理，介绍减轻疼痛的措施，有助于减轻患者焦虑、恐惧等负性情绪，从而缓解疼痛压力。

（3）通过参加有兴趣的活动，看报、听音乐、与家人交谈、深呼吸、放松按摩等方法分散患者对疼痛的注意力，以减轻疼痛。

（4）尽可能地满足患者对舒适的需要，如帮助变换体位，减少压迫；做好各项清洁卫生护理；保持室内环境舒适等。

（5）做好家属的工作，争取家属的支持和配合。

3）物理止痛：应用冷、热疗法可以减轻局部疼痛，如采用热水袋、热水浴、局部冷敷等方法。

4）三阶梯止痛方法

（1）第一阶梯：轻度疼痛给予非阿片类（非甾类抗炎药）加减辅助止痛药。常用药物包括扑热息痛、阿司匹林、双氯芬酸盐、加合百服宁、布洛芬、芬必得（布洛芬缓释胶囊）、吲哚美辛（消炎痛）、意施丁（吲哚美辛控释片）等。

（2）第二阶梯：中度疼痛给予弱阿片类加减非甾类抗炎药和辅助止痛药。常用药物有可待因、强痛定、曲马多、奇曼丁（曲马多缓释片）、双克因（可待因控释片）等。

（3）第三阶梯：重度疼痛给予阿片类加减非甾类抗炎药和辅助止痛药。常用药物有吗啡片、美菲康（吗啡缓释片）、美施康定（吗啡控释片，可直肠给药）等。注意观察药物疗效及不良反应。

5）进行疼痛健康宣教工作，做好护理记录。

（胡江琳）

第四节　骨科患者跌倒（坠床）风险评估及护理规范

1. 目的　防范与减少患者跌倒、坠床及其他意外事件发生，保障患者诊疗过程安全，减少意外发生。

2. 管理　加强对跌倒/坠床意外事件的预防管理，执行住院患者跌倒/坠床危险评估的要求。

3. 评估　用《MORSE 跌倒评分表》对所有住院患者进行跌倒/坠床风险评 Morse 跌倒评分表。

Morse 跌倒评分表

病区：_____ 床号：_____ 姓名：_____ 性别：_____ 年龄：_____ 住院号：_____

1	病人曾跌倒	无 = 0，有 = 25	
2	超过一个医学诊断	无 = 0，有 = 15	
3	行走时需要的辅助物	无/卧床休息/护士辅助 = 0 拐杖/手杖/四角叉 = 15 依扶家具 = 30	
4	静脉输入	无 = 0，有 = 20	
5	步态	正常/卧床休息/轮椅代步 = 0 乏力及不稳定 = 10 失调及不平衡 = 20	
6	精神状况	了解自己的能力 = 0 忘记自己的限制 = 15	
		评估总得分	

4. Morse 跌倒评分说明

（1）患者曾跌倒：患者在入院之前或入院后曾经有跌倒（晕厥）的历史评分为 25 分，如果没有为 0 分。

（2）超过一个医学诊断：如果患者有多于一个医学诊断评分为 15 分，没有为 0 分。

（3）行走时需要的辅助物：患者依扶家具行走评分为 30 分；行走时需要使用辅助物拐杖/手杖/四角叉则评分为 15 分；如果患者行走不需要任何物品辅助而步态自然，或使用轮椅，或患者卧床休息不能起床活动，或由护士协助活动而不需辅助物评分为 0 分。

（4）静脉输入：患者正在进行静脉内治疗（留有静脉内针管）或是使用药物治疗（麻醉药、抗组织胺药、抗高血压药、镇静催眠药、抗癫痫抗痉挛药、轻泻药、利尿药、降糖药、抗抑郁抗焦虑抗精神病药）均评分为 20 分，没有为 0 分。

（5）患者步态：正常步态（患者自然挺胸，肢体协调）、卧床休息或轮椅代步，评分为 0 分；患者年龄超过 65 岁或存在体位性低血压，评分为 10 分；乏力：患者可自行站立，但迈步时感觉下肢乏力或无力，需要辅助物品支撑，评分为 10 分；失调及不平衡：患者主要表现为从椅子上站立困难，站立后低头，眼睛看地板，患者平衡差，下肢颤抖，当护士协助患者行走时发现患者关节强直，小步态或患者不抬腿拖着脚走，评分为 20 分。

（6）精神状况：患者表现为意识障碍、躁动不安、沟通障碍、睡眠障碍或患者非常自信，忘记自己的限制，对护士的评估提醒漠视均评为 15 分，正常为 0 分。

（7）总得分小于 24 分为轻度危险；25 ~ 44 分为中度危险；大于 45 分为高度危险。

5. 住院患者跌倒/坠床风险的评估

（1）跌倒初始评估：凡新入院患者，责任护士均需根据《Morse 跌倒评分表》进行风险评估，评估当班完成，总分记录在首次护理记录单上。

（2）跌倒再评估：评分大于等于 45 分的患者均须根据《Morse 跌倒评分表》每周进行再评估，并建立动态评估表及护理措施落实单。转入患者、病情变化、跌倒/坠床后等情况下要及时评估，每次评估后总分记录在护理记录单或动态评估表上。

（3）坠床风险的评估：为防止患者坠床，对意识改变、视觉障碍、麻醉未清醒、活动不便、特殊用药、特殊操作期间须制动的患者及儿科患者，向患者或家属加强安全宣教，并提供床栏或约束带，在护理记录单上记录床栏或约束带的使用情况。

（4）护士长定期检查护士对住院患者跌倒/坠床评估及预防措施的落实情况，定期检查病区安全隐患，并做好环境保护措施。

6. 倒/坠床的防范措施　落实到位，保证患者安全，减少意外事故发生。

1）环境保护措施

（1）病房内有充足的光线。

（2）地板干净、不潮湿。

（3）通道无障碍物。

（4）危险环境有警示标识。

（5）在每个病房内有防跌倒须知提示。

（6）床头及卫生间紧急呼叫器能正常使用。

（7）易跌倒的场所如浴室、厕所、开水房有防跌倒须知提示及安全设施。

2）高危患者的管理

（1）总分大于等于45分为高危患者，在护理记录单上记录分数、干预措施，必要时在护理记录单上记录家属配合态度等，以后根据患者情况每周评估1~2次，转入患者、病情变化、跌倒/坠床后等情况下要及时评估。

（2）高危患者床尾挂"防跌倒"标识，以便护士、患者以及其家属共同管理和相互提醒。

（3）责任护士对高危患者及家属做好预防跌倒/坠床的宣教，必要时在护理记录单上记录宣教内容，并请患者或家属签字。

（4）如果患者/家属拒绝使用床栏或约束带，需在护理记录单上注明，并请家属签字。

（5）每班评估措施的落实，必要时记录在《护理记录单上》。

3）高危患者预防措施

（1）入院时做好宣教，引导患者熟悉病房环境。

（2）病房内要有充足的光线，地板干净不潮湿，有防跌警示标识，无潜在危险的障碍物（如开水瓶等应放在安全的位置）。

（3）锁好床、轮椅、便椅的轮子，确保其安全。

（4）睡觉时使用护栏，离床活动时应有人陪护。

（5）呼叫器放于患者易取位置。

（6）避免穿大小不合适的鞋和衣裤。

（7）床尾设置"防跌倒"的标识。

（8）当患者头晕时，确保在其床上休息。

（9）及时回应患者的呼叫。

（10）定时进行巡视，教会患者使用合适的助行器具。

（11）必要时使用合适的约束用具，以使坠床/跌倒的发生降到最低。

（12）在转运患者时须有工作人员陪同，轮椅不要前倾，必要时用躯体固定带。进电梯时，工作人员以后退方式将轮椅转入电梯。平车转运患者须有床栏保护，进电梯方式同轮椅。推轮椅或平车送患者上下坡时，工作人员应站在坡度的低位。

7. 规范跌倒/坠床处理流程　启动紧急预案，降低事故伤害程度。

1）跌倒/坠床的护理处理规范

（1）立即妥善安置摔倒患者，评估患者的神志、瞳孔、生命体征及受伤的部位，有无骨折、内脏破裂等，伤情严重的立即给予紧急处理如吸氧、建立静脉通路等。

（2）通知主管医生，汇报跌倒/坠床的经过及受伤情况，确认有效医嘱并及时执行，密切观察病情变化。

（3）将患者的跌倒/坠床经过、受伤部位及伴随的症状与体征、相应的处理等情况，准确、及时地记录在护理记录单上。

（4）评估与分析患者跌倒/坠床的危险因素，并建立警告标志，加强防范。

（5）向患者和家属做好安慰、解释工作。

（6）向主管医生及护士长汇报摔倒情况，并记录事件经过，由护士长召集全科护士讨论分析此意外事件的原因，吸取教训，并填写护理事件报告单，上报护理部。

2）跌倒/坠床的处理流程。

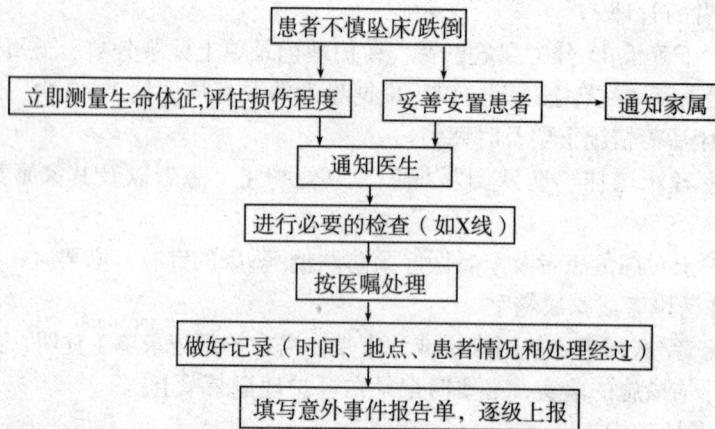

```
                    ┌──────────────────┐
                    │  患者不慎坠床/跌倒  │
                    └──────────────────┘
                              │
   ┌───────────────────────┐  ┌──────────────┐   ┌──────────┐
   │立即测量生命体征,评估损伤程度│  │  妥善安置患者  │→│  通知家属  │
   └───────────────────────┘  └──────────────┘   └──────────┘
                              │
                      ┌──────────────┐
                      │    通知医生    │
                      └──────────────┘
                              │
                 ┌──────────────────────┐
                 │  进行必要的检查（如X线）  │
                 └──────────────────────┘
                              │
                      ┌──────────────┐
                      │    按医嘱处理   │
                      └──────────────┘
                              │
          ┌────────────────────────────────────┐
          │做好记录（时间、地点、患者情况和处理经过）│
          └────────────────────────────────────┘
                              │
             ┌────────────────────────────┐
             │  填写意外事件报告单，逐级上报  │
             └────────────────────────────┘
```

8. 跌倒/坠床的上报制度

（1）报告形式为填写不良事件报告单，遇有特殊、紧急不良事件时，应当电话直报。

（2）报告内容：住院患者包括：姓名、床号、住院号、诊断、人身损害情形、致伤原因、已采取的干预措施等；门诊患者包括：姓名、性别、年龄、诊断、住址、联系电话、人身损害情形、致伤原因、已采取的干预措施。

（3）逐级上报程序。

护士→病区护士长→科护士长→护理部→医院领导

医生→科主任→医务科或总值班→医院领导

（胡江琳）

第五节 骨科患者压疮风险评估及护理规范

1. 目的 预防与减少患者压疮的发生，保障患者诊疗过程安全。

2. 定义 压疮是身体局部组织受压过久或者长期物理化学因素的刺激引起神经营养紊乱及血液循环障碍，局部组织持续缺血营养不良致使皮肤失去正常功能，而引起的组织缺损和破坏。

3. 管理 加强对压疮的预防管理，执行住院患者压疮危险评估的要求。

4. 评估 用《Braden 评分表》对所有住院患者进行压疮风险评估。

Braden 评分表

项目	1 分	2 分	3 分	4 分
感觉	□完全异常	□中度异常	□轻度异常	□正常
潮湿	□持续潮湿	□潮湿	□有时潮湿	□很少潮湿
活动力	□限制卧床	□可以坐椅子	□偶尔行走	□经常行走
移动力	□完全无法移动	□严重受限	□轻度受限	□未受限
营养	□非常差	□可能不足够	□足够	□非常好
摩擦力和剪切力	□有问题	□有潜在危险	□无明显问题	
得分		评估者签名		

评估值：最多23分，最低6分，15~18分 轻度危险，13~14分 中度危险，10~12分 高度危险，9分以下 极度危险

5. 住院患者压疮风险的评估

（1）压疮初始评估：凡新入院患者，责任护士均需根据《Braden 评分表》进行风险评估，评估当班完成，总分记录在首次护理记录单上。

（2）压疮再评估：评分小于等于12分的患者均须根据《Braden 评分表》每周进行再评估，并建立动态评估表及护理措施落实单。转入患者、病情变化、发生压疮后等情况下要及时评估，每次评估后总分记录在护理记录单或动态评估表上。

（3）压疮风险的评估：为防止患者发生压疮，对长期卧床、活动不便的患者，向患者或家属加强健康宣教，并协助家属每2h翻身一次。

（4）护士长定期检查护士对住院患者压疮评估及预防措施的落实情况。

6. 加强高危患者管理 预防护理措施落实到位，降低压疮发生率。

1）高危患者的管理

（1）总分小于等于12分为高危患者，在护理记录单上记录分数、干预措施，以后根据患者情况每周评估1~2次，转入患者、病情变化、发生压疮后等情况下要及时评估。

（2）责任护士对高危患者及家属做好预防压疮的宣教，必要时在护理记录单上记录宣教内容，并请患者或家属签字。

（3）协助患者/家属每2h翻身一次，必要时1h翻身一次。

（4）加强营养。

2）注意压疮好发部位，加强巡视和预防护理。

压疮多发生于受压和缺乏脂肪组织保护、无肌肉包裹或肌层较薄的骨隆突处，并与卧位有密切的关系。

仰卧位时：好发于枕骨粗隆、肩胛部、肘部、骶尾部及足跟处，尤其好发于骶尾部。

侧卧位时：好发于耳郭、肩峰、肋骨、髋骨、股骨粗隆、膝关节的内外侧及内外踝处。

俯卧位时：好发于面颊、耳郭、肩峰、女性乳房、肋缘突出部、男性生殖器、髂前上棘、膝部和足趾等处。

坐位时：好发于坐骨结节、肩胛骨、足跟等处。

7. 防范　加强难免压疮管理，积极采取治疗和护理措施，降低伤害程度。

1）压疮的分期。

Ⅰ期：瘀血红润期

Ⅱ期：炎性浸润期

Ⅲ期：浅度溃疡期

Ⅳ期：坏死溃疡期

不明确分期

2）临床表现

（1）可疑深部组织损伤：皮下软组织受到压力或剪切力的损害，局部皮肤完整但可出现颜色改变，如紫色或褐红色，或导致充血的水疱，与周围组织比较，这些受损区域的软组织可能有疼痛、硬块、有黏糊状的渗出、潮湿、发热或冰冷。

（2）瘀血红润期：淤血红润期又称为Ⅰ期压疮。受压部位出现暂时性血液循环障碍，局部皮肤表现为红、肿、热、麻木或有触痛，解除压力30min后，皮肤颜色不能恢复正常。

（3）炎性浸润期：炎性浸润期又称Ⅱ期压疮。局部皮肤紫红色，压之不退色，皮下有硬结、有水疱，水泡易破损且具有疼痛感；表皮和真皮缺失，在临床可表现为粉红色的擦伤、完整的或开放/破裂的充血性水疱或表浅的溃疡。

（4）浅度溃疡期：表皮水泡破溃，可显露出潮湿红润的创面，有黄色渗出液流出；感染后表面有脓液覆盖，致使浅层组织坏死，溃疡形成，疼痛加剧。全层伤口失去全层皮肤组织，除了骨肌腱或肌肉尚未暴露处，可见皮下组织，有坏死组织脱落，但坏死组织的深度不太明确，可能有潜行和窦道。浅表溃疡，有黄色渗液，感染时有脓液，疼痛。

（5）坏死溃疡期：全层伤口，失去全层皮肤组织，伴骨头、肌腱或肌肉外露，局部可出现坏死组织脱落或焦痂，有潜行、窦道。感染向周边、深部扩散，可深达肌层、骨骼，坏死组织发黑，脓性分泌物增多，有臭味，可致脓毒血症或败血症，危及患者生命。

（6）不可分期压疮：全层伤口，失去全层皮肤组织，溃疡的底部腐烂（黄色、黄褐色、灰色、绿色、褐色）和痂皮（黄褐色、褐色、黑色）覆盖。

3）治疗原则：局部治疗为主，辅以全身治疗。

（1）全身治疗：积极治疗原发病，增加营养和全身抗感染治疗等。

（2）局部治疗

a. 瘀血红润期：加强防护措施，定期温水擦浴，去除危险因素，避免压疮加重，加强交接班。增加翻身次数，避免摩擦、潮湿和排泄物的刺激，改善局部血液循环，加强营养的摄入以增强机体的抵抗力，对瘀血时间过长难以恢复的患者可以应用凡士林油纱布保护创面。水胶体或泡沫敷料外敷可用作保护创面，但必须在皮肤充分清洁前提下使用，因为容易造成过于潮湿的环境，导致新的皮肤损害。

b. 炎性浸润期：保护皮肤，预防感染，防止感染是本期的治疗关键。

减少摩擦，防止水泡破裂，促进水泡自行吸收；大水泡（直径大于等于5mm）可用无菌注射器抽出泡内液体后，消毒局部皮肤，用泡沫敷料或水胶体敷料覆盖。

创面无感染时，可以单纯应用凡士林油纱布覆盖伤口；在伤口没有过多潮湿或渗出时也可应用水胶体敷料，但须加强观察创面渗出和感染，一旦有过多渗出或感染，应立即停用，防止渗出过多引起的创面加深或感染扩散。

创面有感染时，可应用混合有磺胺嘧啶银软膏的凡士林油纱布覆盖创面。应用磺胺嘧啶银时创面会有蛋白样渗出（看似脓性渗出，但没有气味），这是药物和创面作用的结果，是正常反应。

c. 浅度溃疡期：清洁创面，促进愈合。

用生理盐水棉球清洁创面后使用凡士林纱布、金霉素软膏、百多邦软膏等促进创面愈合，预防感染。

在无感染情况下，伤口没有过多潮湿或渗出时可应用水胶体敷料，但须加强观察创面渗出和感染情况，一旦有过多渗出或感染，应立即停用，防止渗出过多引起的创面加深或感染扩散。

创面有感染时，用生理盐水棉球清洁后，应用局部抗菌药物进行治疗，并使用磺胺嘧啶银霜外用。

d. 坏死溃疡期：去除坏死组织，促进肉芽组织生长。可用生理盐水或碘伏清洗创面，再用磺胺嘧啶银霜等治疗。对于溃疡较深、引流不畅者，应用3%过氧化氢溶液冲洗，再进行换药处理。感染的创面应采集分泌物做细菌培养及药物敏感试验，根据结果选用药物。一些中药制剂也可应用于压疮的治疗。对大面积深达骨骼的压疮，应配合医生清除坏死组织，植皮修补缺损组织，以缩短压疮病程，减轻患者痛苦。

e. 可疑深部组织损伤和不可分期压疮：先进行清创，然后根据各期特点采取相应治疗措施，同时采取减压措施，防止再次受压。

4）护理措施

（1）避免局部长期受压：增加翻身次数，因疾病所采取的被迫体位，应每半小时至2h改变体位一次，缩短皮肤受压时间；必要时使用气垫床。

（2）避免局部皮肤刺激：保持皮肤清洁干燥、床单元平整无皱折，对大小便失禁者、呕吐或出汗多者应及时擦洗干净、更换衣服和床单；使用尿片者，必须保持尿片清洁、干燥，及时更换。翻身及使用便器时，动作轻柔，避免擦伤皮肤。

5）压疮的上报制度

（1）报告形式为填写医疗安全（不良）事件报告系统，遇有特殊、紧急不良事件时，应当电话直报。

（2）报告内容：一般情况、现场情况、事件级别、其他信息、当事人情况、报告者信息。

（3）逐级上报程序：护士→病区护士长→科护士长→护理部→医院领导住院医生→科主任→医务科或总值班→医院领导

8. 健康教育　向患者及家属强调压疮预防的重要性，介绍预防压疮预防、发生、发展及治疗护理的一般知识，强调经常改变体位、检查皮肤、保持皮肤清洁、加强营养和活动的重要性，使患者及其家属能积极配合护理。

（胡江琳）

第六节　骨科患者的营养风险评估及护理规范

1. 目的　由临床医生、护士、营养医生等通过快速、简便的营养风险评估后筛查处需要制定和实施营养支持计划的患者，保障患者诊疗过程安全，减少意外发生。

2. 管理　加强对营养受损患者的预防管理，执行住院患者营养风险评估筛查的要求。

3. 营养筛查步骤

1）首次营养筛查：首次营养监测内容包括4方面。

（1）体质指数（BMI）。

（2）过去3个月体重变化情况。

（3）过去1周内摄食变化情况。

（4）是否有严重疾病。

2）第2次营养筛查（最终筛查）

（1）营养筛查表。

营养状态受损评分		疾病严重程度评分		年龄评分
没有 0 分	正常营养状态	没有 0 分	正常营养需要量	≥70 岁（1 分）
轻度 1 分	3个月内体重丢失 >5% 或食物摄入比正常需要量低 25% ~ 50%。	轻度 1 分	需要量轻度提高：髋关节骨折，慢性疾病有急性并发症者（肝硬化，COPD，血液透析，糖尿病，一般肿瘤患者）	
中度 2 分	一般情况差，或 2 个月内体重丢失 >5% 或者食物摄入比正常需要量低 50% ~75%。	中度 2 分	需要量中度增加：腹部大手术，脑卒中，重度肺炎，血液恶性肿瘤	
重度 3 分	BMI <18.5，且一般情况差或 1 个月内体重丢失 >5%（或 3 个月体重下降 15%）或者前 1w 食物摄入比正常需要量低 75% ~100%。	重度 3 分	需要量明显增加：颅脑损伤，骨髓移植，APACHE 评分 >10 的 ICU 患者	
分值：		分值：		分值：

NRS2002 总评分：_____分（为以上三项评分的总分值）

（2）疾病严重程度评分。

1 分：慢性疾病患者因出现并发症而住院治疗。患者虚弱但不需卧床。蛋白质需要量略有增加，但可以通过口服和补充来弥补。

2 分：患者需要卧床，如腹部大手术后，蛋白质需要量相应增加，但大多数人仍可以通过人工营养得到恢复。

3 分：包括患者在加强病房中靠机械通气支持；蛋白质需要量增加且不能被人工营养支持弥补；通过人工营养可以使蛋白质分解和氮丢失明显减少。

3）结果判定

（1）总分值大于等于 3 分：患者处于营养风险，开始制订营养治疗计划。总分值小于 3 分：据病情变化复查营养风险筛查，每周重复查一次营养风险筛查。

（2）对于下列所有 NRS 评分 3 分的患者应设定营养治疗计划。包括：

a. 严重营养状态受损（≥3 分）。

b. 严重疾病（≥3 分）。

c. 中度营养状态受损 + 轻度疾病（2 + 1 分）。

d. 轻度营养状态受损 + 中度疾病（1 + 2 分）。

e. 有胸水、腹水、水肿且血清白蛋白小于 35g/L 时，表明患者有营养不良或有营养风险，应进行营养支持。

4. 营养风险评估流程　如下图所示。

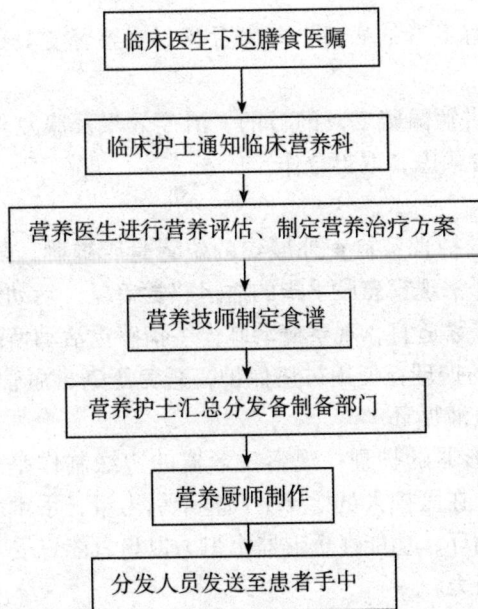

临床医生下达膳食医嘱

↓

临床护士通知临床营养科

↓

营养医生进行营养评估、制定营养治疗方案

↓

营养技师制定食谱

↓

营养护士汇总分发备制备部门

↓

营养厨师制作

↓

分发人员发送至患者手中

（覃文君）

第五章
骨科康复训练护理规范及流程

第一节　矫形器的护理规范

（一）矫形器使用目的

矫形器是一种以减轻骨骼肌肉系统的功能障碍为目的的体外支撑、保护、矫正、辅助或替代装置，借助外部机械结构对运动器官起辅助治疗及康复作用。

（二）矫形器的护理

1. 一般护理　全面了解患者的病情，向患者及家属解释支具的作用、重要性，帮助患者选择经济、实用的支具。

2. 心理护理　向患者讲解佩戴支具的目的、治疗效果及康复作用，详细指导患者佩戴时间、佩戴方法，消除患者顾虑，取得合作。

3. 矫形器的护理要点

（1）使用肩部矫形器的护理：检查外展包的位置是否准确，随时进行调整，腋下保持干燥，必要时可垫毛巾，严密观察患肢手指的血运感觉情况、活动情况。使用锁骨带的患者维持双肩后伸位，锁骨带松紧适宜，观察桡动脉，手指感觉活动情况。

（2）使用肘部矫形器的护理：使用衬垫保护，避免压疮、血管神经损伤，注意松紧度，防止矫形器过紧影响上肢血液循环。

（3）腕关节、手部矫形器的护理：观察矫形器的边缘制作是否光滑，以防刺伤皮肤，指导患者正确使用矫形器，在医护人员指导下调整牵引力量，手术后 10～14d 开始佩戴，严密观察患肢指端末梢血液循环，功能性矫形器牵引力以患者能忍受为度，矫形器牵引力过大致使指端苍白时应减少牵引力。

（4）脊柱矫形器的护理：长期使用矫形器的患者会出现不同程度的肌无力，对脊柱支具产生依赖性，在不影响疾病的前提下，应该尽量缩短使用时间。长期使用固定性强的脊柱矫形器可引起关节挛缩，阻碍脊柱运动，穿用期间应适当脱下，在医护人员指导下进行针对性锻炼。佩戴脊柱矫形器时，松紧适宜与身体紧密接触，骨突部位加垫。

（5）使用下肢矫形器的护理：使用膝关节矫形器时应使用衬垫保护，尤其是胫骨前方等骨突部位行衬垫保护，避免压迫性溃疡。使用踝足矫形器时须预防下肢痉挛，加强穿戴矫形器前后的步态和步行能力的康复训练。

（覃文君）

第二节 床上运动及转移护理规范

(一) 床上运动及转移训练

因各种原因长期卧床的患者；脊髓损伤、脑血管意外、脑外伤、小儿麻痹后遗症等运动神经元损伤后，肢体部分或完全瘫痪，完成转移动作相关主要关键肌肌力达到 2 级或者 3 级的患者。

(二) 床上运动及转移训练准备

1. 用物准备　一般不需要仪器设备，可由护理人员帮助完成，必要时，可采用升降机、悬吊带、布带等。

2. 人员准备　操作人员着装整洁、洗手、戴口罩。

3. 评估患者　评估患者病情、意识状态、功能障碍肢体、平衡能力、肌力及关节活动等。

(三) 床上运动训练

1. 床上撑起运动步骤及护理要点

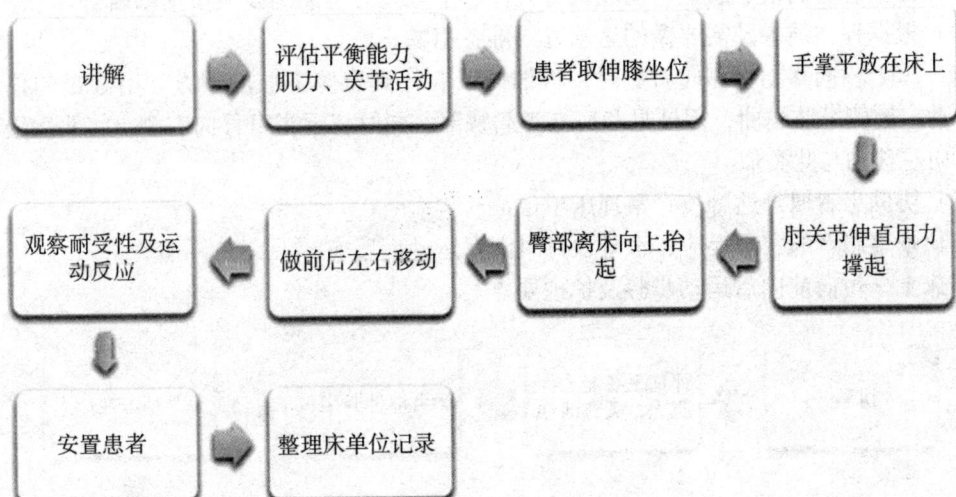

```
讲解 → 评估平衡能力、肌力、关节活动 → 患者取伸膝坐位 → 手掌平放在床上
                                                              ↓
观察耐受性及运动反应 ← 做前后左右移动 ← 臀部离床向上抬起 ← 肘关节伸直用力撑起
    ↓
安置患者 → 整理床单位记录
```

(1) 操作者着装整洁，洗手戴口罩。

(2) 评估患者病情、意识、功能障碍肢体、平衡能力、肌力及关节活动度等。

(3) 根据评估结果及需要做的运动方式准备用物。

(4) 协助患者做起，患者在床上取伸膝坐位，身体前倾，两手掌平放在床上。将书或者其他物品放于患者手下。患者肘关节伸直，用力撑起，使臀部离床并向上抬起。保护好患者，让患者做前后左右移动。

(5) 协助患者取舒适卧位，整理床单位。

(6) 观察患者的主观反应，记录执行时间及运动后反应。

2. 床上横向运动步骤及护理要点

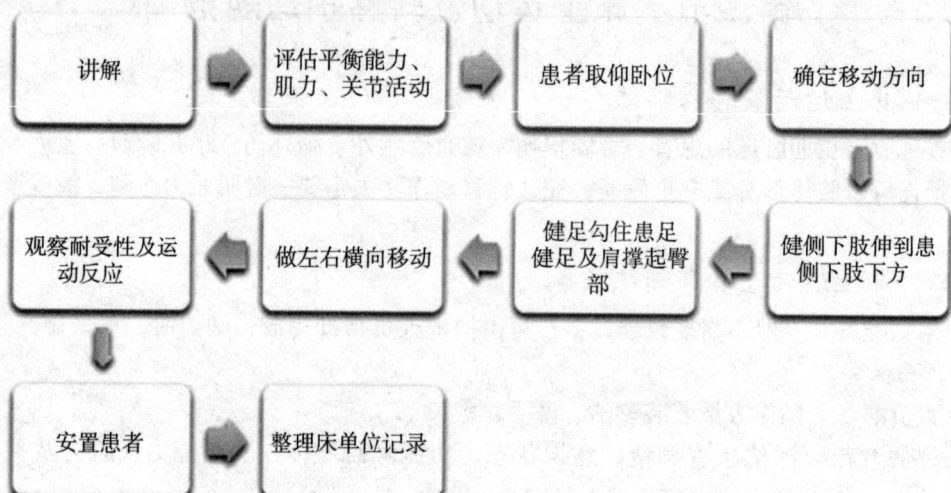

```
讲解  →  评估平衡能力、    →  患者取仰卧位  →  确定移动方向
         肌力、关节活动                              ↓
观察耐受性及运 ← 做左右横向移动 ← 健足勾住患足    ← 健侧下肢伸到患
动反应                           健足及肩撑起臀      侧下肢下方
  ↓                              部
安置患者 → 整理床单位记录
```

（1）操作者着装整洁，洗手戴口罩。

（2）评估患者病情、意识、功能障碍肢体、平衡能力、肌力及关节活动度等。

（3）根据评估结果及需要做的运动方式准备用物。

（4）床上横向移动：移向右侧时，将健侧下肢伸到患侧下肢的下方，用健足勾住患足向右移动。健侧下肢屈曲，用健足和肩支撑起臀部，同时将下半身移向右侧。将头缓慢移向右侧。向左移动与此类似。

（5）协助患者取舒适卧位，整理床单位。

（6）观察患者的主观反应，记录执行时间及运动后反应。

3. 床上坐位向前向后运动步骤及护理要点

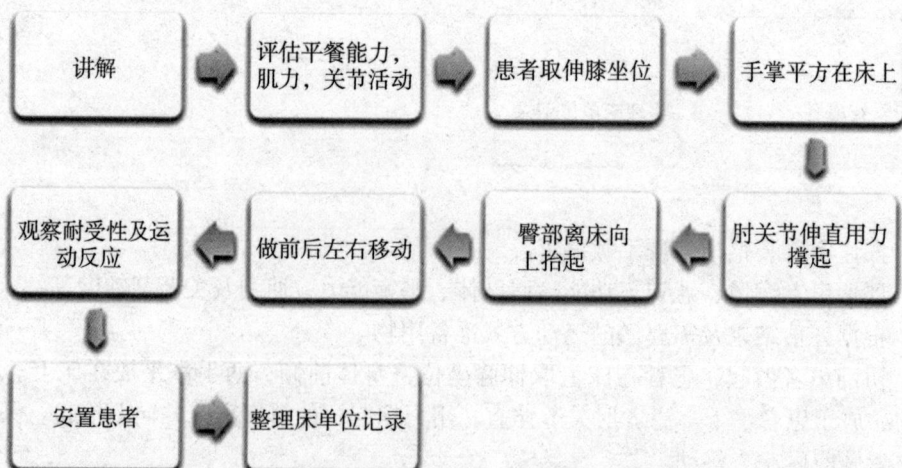

```
讲解  →  评估平餐能力，  →  患者取伸膝坐位  →  手掌平方在床上
         肌力，关节活动                           ↓
观察耐受性及运 ← 做前后左右移动 ← 臀部离床向    ← 肘关节伸直用力
动反应                          上抬起            撑起
  ↓
安置患者 → 整理床单位记录
```

（1）操作者着装整洁，洗手戴口罩。

（2）评估患者病情、意识、功能障碍肢体、平衡能力、肌力及关节活动度等。

（3）根据评估结果及需要做的运动方式准备用物。

（4）床上坐位向前向后移动：嘱患者在床上取坐位，身体前倾，两手交叉向前，或双手放于体操棒上。辅助患者将抬起的一侧臀部向前或向后移动，犹如患者用臀部行走。

（5）协助患者取舒适卧位，整理床单位。

（6）观察患者的主观反应，记录执行时间及运动后反应。

（四）转移训练

1. 从仰卧位到床边坐位训练步骤及护理要点

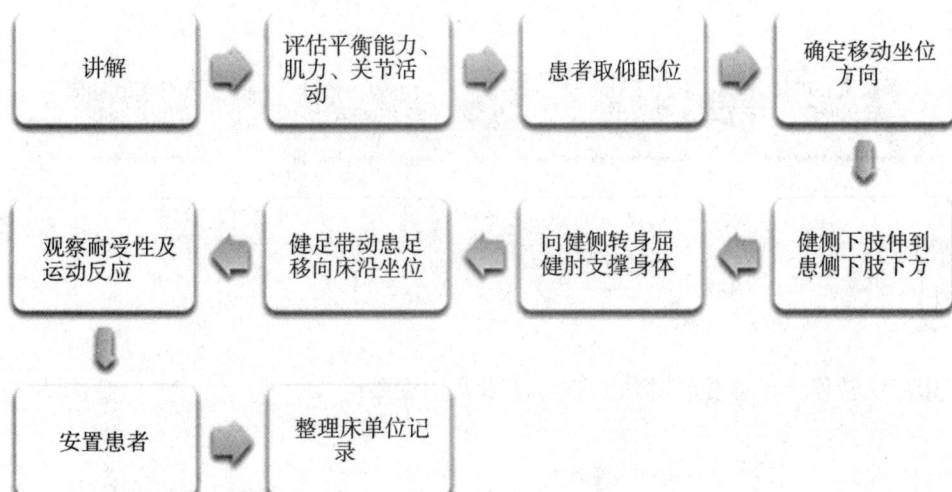

（1）操作者着装整洁，洗手戴口罩。

（2）评估患者病情、意识、功能障碍肢体、平衡能力、肌力及关节活动度等。

（3）根据评估结果及需要做的运动方式准备用物。

（4）从仰卧位到床边坐位：患者仰卧，患侧上肢放于腹上，健足放于患侧足下呈交叉状。护理人员位于患者健侧，双手分别扶于患者双肩，缓慢帮助患者向健侧转身，并向上牵拉患者双肩。患者同时屈健肘支撑身体，随着患者躯体上部被上拉的同时患者伸健肘，手撑床面。健足带动患足一并移向床沿，两足放于地面，整理呈功能位。

（5）根据患者病情可指导坐位三极平衡训练。

（6）协助患者取舒适卧位，整理床单位。

（7）观察患者的主观反应，记录执行时间及运动后反应。

2. 从坐到站的转移（协助患者坐到站转移）训练步骤及护理要点

（1）操作者着装整洁，洗手戴口罩。

（2）评估患者病情、意识、功能障碍肢体、平衡能力、肌力及关节活动度等。

（3）坐位转移到站立位，患者应具备 1~2 级站立平衡能力。

（4）根据评估结果及需要做的运动方式准备用物。

（5）从坐到站的转移：协助患者将足跟移动到膝关节重力线的后方。协助患者身体前倾；操作者面向患者站立，双下肢分开位于患者双腿两侧，用双膝夹紧患者双膝外侧以固定，双手托住患者臀部或拉住腰带，将患者向前上方拉起。患者双臂抱住操作者颈部或双手放于操作者肩胛部，足操作者一起向前向上用力，完成抬臀、伸腿至站立。协助患者调整重心，使双腿下肢直立承重，维持站立平衡。

（6）协助患者取舒适卧位，整理床单位。

（7）观察患者的主观反应，记录执行时间及运动后反应。

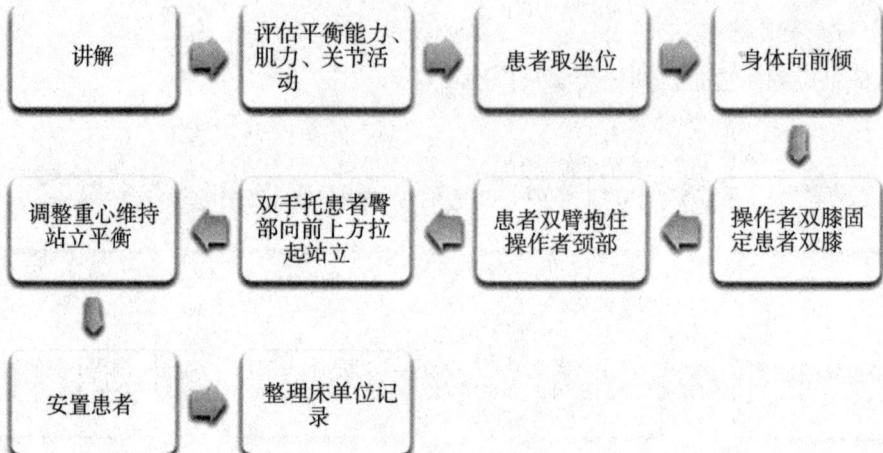

```
讲解 → 评估平衡能力、肌力、关节活动 → 患者取坐位 → 身体向前倾
调整重心维持站立平衡 ← 双手托患者臀部向前上方拉起站立 ← 患者双臂抱住操作者颈部 ← 操作者双膝固定患者双膝
安置患者 → 整理床单位记录
```

3. 床-椅转移（站立位转移法）训练步骤及护理要点

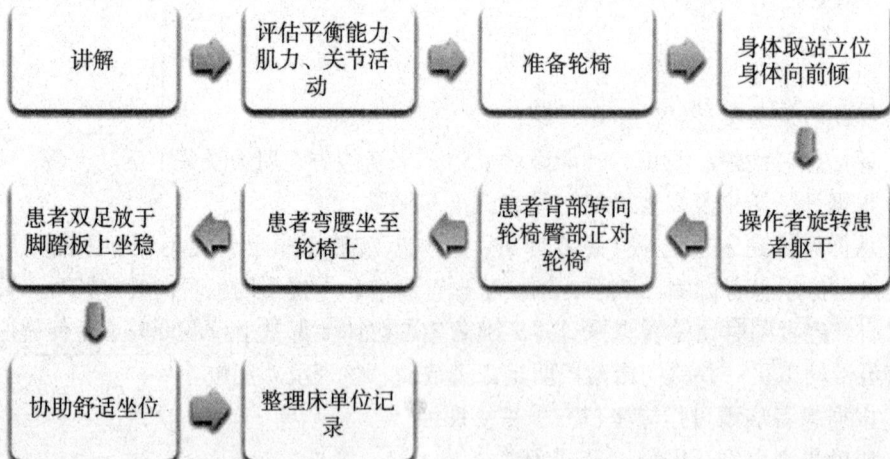

```
讲解 → 评估平衡能力、肌力、关节活动 → 准备轮椅 → 身体取站立位身体向前倾
患者双足放于脚踏板上坐稳 ← 患者弯腰坐至轮椅上 ← 患者背部转向轮椅臀部正对轮椅 ← 操作者旋转患者躯干
协助舒适坐位 → 整理床单位记录
```

1）操作者着装整洁，洗手戴口罩。

2）评估患者病情、意识、功能障碍肢体、平衡能力、肌力及关节活动度等。

3）根据评估结果及需要做的运动方式准备用物。

4）床-椅转移运动

（1）站立位转移法：推轮椅到床旁，与床呈30°~45°，刹住车闸，翻起脚踏板，协助患者坐于床边，双足着地，躯干前倾；操作者面向患者站立，协助患者从坐位到站位；患者站稳以后，操作者以足为轴慢慢旋转患者躯干，使患者背部转向轮椅，臀部正对轮椅正面，使患者慢慢弯腰，坐至轮椅上；翻下脚踏板，将患者双足放于脚踏板上。

（2）床上垂直转移法：将轮椅正面向床，垂直紧靠床边，刹住车闸；帮助患者取床上坐位，背对轮椅，躯干前屈，臀部靠近床沿，一手或双手向后伸抓住轮椅扶手，操作者站在轮椅的一侧，一手扶住患者的肩胛部，一手至于患者的大腿根部，患者上肢用力将臀部抬起向后上方移动，操作者协助患者，使患者的臀部从床上移动到轮椅上，打开车闸，挪动轮椅离床，使患者足跟移至床沿，刹住车闸，将双足放于脚踏板上。

5）协助患者取舒适卧位，整理床单位。

6）观察患者的主观反应，记录执行时间及运动后反应。

7）记录执行时间，患者运动后反应。

（五）床上运动及转移训练注意事项及防范处理

1）教育及配合：床上运动及转移操作时应注重患者心理并取得配合：体位转移前消除患者的紧张、对抗心理，以配合转移，护理人员应详细讲解转移的方向、方法和步骤，使患者处于最佳的起始位置。

2）注意事项及防范处理

（1）全面评估：转移前护理人员应了解患者能力，如瘫痪的程度和认知情况，需要的方式和力度的大小等。

（2）进行转移前，应先计划移动的方法、程序和方向，并详细地分析患者的身体位置、患者所要完成的动作、辅助器具的位置及操作等。

（3）转移时的空间要足够：床、椅之间转移时，椅子或者轮椅等放置的位置适当、去除不必要的物件。

（4）互相转移时，两个平面之间的高度尽可能相等，两个平面应尽可能靠近，两个平面的物体应稳定：如轮椅转移时必须先制动，椅子转移时应在最稳定的位置等。

（5）转移时应注意安全，避免碰伤肢体、臀部、踝部的皮肤，帮助患者穿着合适的鞋袜裤，以防跌倒。

（6）患者和操作者采用较大的站立支撑面，以保证转移动作的稳定性，操作者在患者的重心附近进行协助，要注意搬移的正确姿势。

（覃文君）

第三节　移动辅助的训练及护理规范

（一）移动辅助的训练

主要适用于步态不稳、下肢缩短、一侧下肢不能支撑或步态不平衡的患者。如瘫痪患者、下肢肌肉功能损伤和肌力偏弱的患者。

（二）禁忌证

老年痴呆、认知低下不能独立使用助行器的患者。

（三）移动辅助（拐杖）的训练步骤及护理要点

1. 评估　由管床医生对患者进行必要的检查。

2. 方法　确定应选用的助行器种类，开出助行器处方和训练方案。

3. 准备　针对个体需要，准备好相应的助行器。

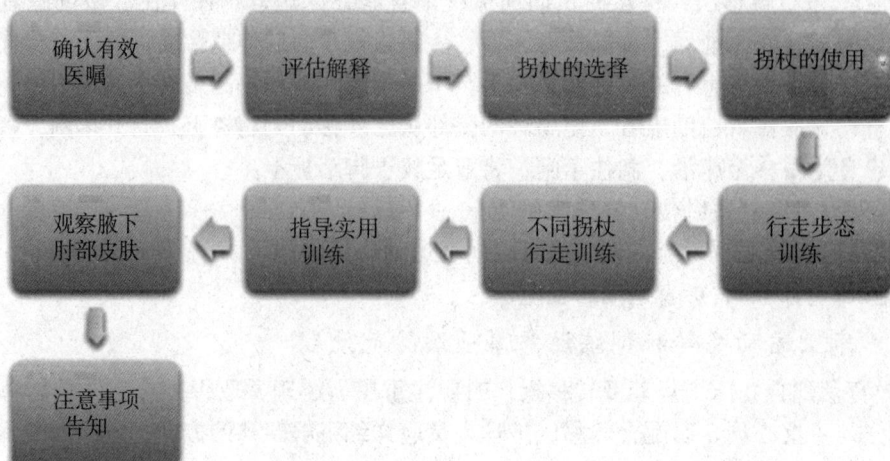

```
┌──────────┐      ┌──────────┐      ┌──────────┐      ┌──────────┐
│ 确认有效 │ ➡   │ 评估解释 │ ➡   │ 拐杖的选择│ ➡   │ 拐杖的使用│
│ 医嘱     │      │          │      │          │      │          │
└──────────┘      └──────────┘      └──────────┘      └──────────┘
                                                            ⬇
┌──────────┐      ┌──────────┐      ┌──────────┐      ┌──────────┐
│ 观察腋下 │ ⬅   │ 指导实用 │ ⬅   │ 不同拐杖 │ ⬅   │ 行走步态 │
│ 肘部皮肤 │      │ 训练     │      │ 行走训练 │      │ 训练     │
└──────────┘      └──────────┘      └──────────┘      └──────────┘
     ⬇
┌──────────┐
│ 注意事项 │
│ 告知     │
└──────────┘
```

4. 拐杖的选择

（1）根据患者情况选用拐杖类型。

（2）拐杖长度的选择：患者穿上鞋或下肢矫形器站立，肘关节屈曲30°，腕关节背伸，小趾前外侧15cm处至背伸手掌面的距离即为手杖的长度。身长减去41cm的长度即为腋杖的长度。

5. 拐杖的使用　指导步行训练。

（1）交替拖地步行：将一侧拐向前方伸出，再伸另一侧拐，双足同时拖地向前移动至拐脚附近。

（2）同时拖地步行：双拐同时向前方伸出，双足拖地移动至拐脚附近。

（3）摆至步：先将双拐同时向前方伸出，然后支撑身体重心前移，使双足离地，下肢同时摆动，将双足摆至双拐落地点的邻近着地。

（4）摆过步：先将双拐同时向前方伸出，然后支撑身体重心前移，使双足离地，下肢向前摆动，将双足越过双杖落地点的前方并着地，再将双拐向前伸出以取得平衡。

（5）两点步：一侧拐与，对侧足同时迈出为第一落地点，然后另一侧拐与其相对应的对侧足再向前迈出作为第二落地点。

（6）三点步：先将双拐向前伸出支撑体重，迈出患侧下肢；最后迈出健侧下肢。

（7）四点步：步行顺序为伸左拐、迈右腿；伸右拐、迈左腿；每次移动一个点，保持四个点在地面，如此反复进行。

（四）移动辅助（拐杖）的训练步骤及护理要点

1. 训练　根据患者情况选用步行器类型，根据不同步行器进行行走训练。

（1）固定型：双手提起两侧扶手同时向前放于地面代替一足，然后健腿迈上。

（2）交互型：先向前移动一侧，然后再向前移动另一侧，如此来回交替移动前进。

（3）前方有轮型：前轮着地，提起步行器后脚向前推即可。

（4）老年人用步行车：不用手握操纵，将前臂平放于垫圈上前进。

```
确认有效医嘱 → 评估解释 → 步行器的选择 → 步行器的使用
                                                    ↓
观察腋下肘 ← 指导实用训练 ← 不同步行器 ← 行走步态训练
部皮肤                      行走训练
   ↓
注意事项告知
```

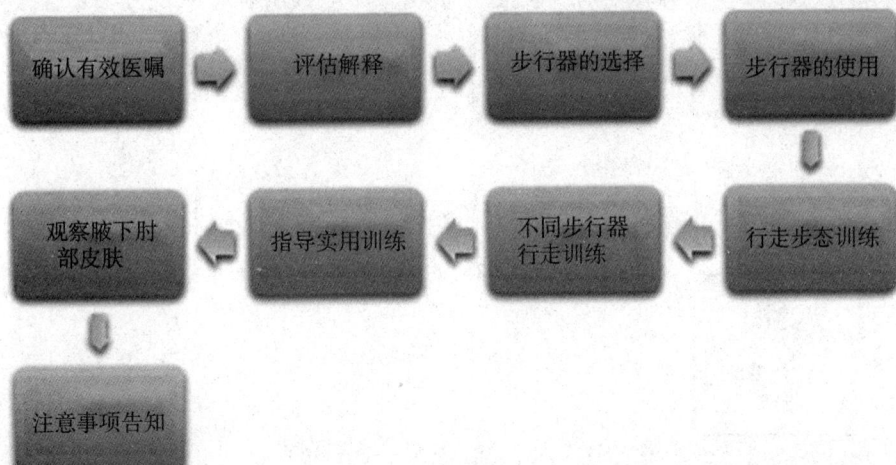

2. 助行器应用指导训练注意事项及防范处理

1）对助行器的紧张、恐惧心理：加强心理疏导，对需要使用助行器的患者，首先应消除其对助行器的紧张、恐惧心理，使他们正确认识使用助行器的作用和必要性，建立起恢复独立行走能力的信心。

2）选择适当的助行器，使用助行器前评估患者。

（1）患者情况：病情、年龄、身高、体重、患肢关节活动度、平衡能力及肌力情况、行走的步态。

（2）心理：对使用助行器行走的反应和合作程度。

（3）知识：对使用助行器锻炼行走等相关知识的认知能力和学习使用助行器的能力。

（4）助行器的使用环境。

3）使用步行器时的安全防范：老年人用步行车因有四个轮，移动容易；但要注意安全防范，指导患者身体应保持与地面垂直，防止因滑倒引发意外。

4）并发症的预防：防止压疮：使用助行器的患者，腋下、肘部、腕部等部位长期受压，容易造成压疮，故应多观察及早预防。

（覃文君）

第四节　日常生活自理辅助器具指导规范

（一）日常生活自理辅助器具的应用

生活自理和日常生活活动有一定困难，但应用自理辅助器具改良用品、用具后能克服的患者。

（二）日常生活自理辅助器具指导步骤及护理要点

1. 评估与物品准备

（1）评定患者运动功能、日常生活活动完成情况等，确定患者是否需要自助具。

（2）根据患者的功能障碍情况，确定患者所需使用的自助具。

（3）准备好患者在完成日常生活自理所需使用的自助具。

```
┌──────────┐    ┌──────────┐    ┌──────────┐    ┌──────────┐
│ 确认有效 │ →  │ 评估解释 │ →  │ 生活自助 │ →  │ 穿脱训练 │
│   医嘱   │    │          │    │ 器的选择 │    │          │
└──────────┘    └──────────┘    └──────────┘    └──────────┘
                                                       ↓
┌──────────┐    ┌──────────┐    ┌──────────┐    ┌──────────┐
│ 定期随访 │ ←  │ 指导实用 │ ←  │ 职业训练 │ ←  │ 功能训练 │
│          │    │   训练   │    │          │    │          │
└──────────┘    └──────────┘    └──────────┘    └──────────┘
     ↓
┌──────────┐
│ 注意事项 │
│   告知   │
└──────────┘
```

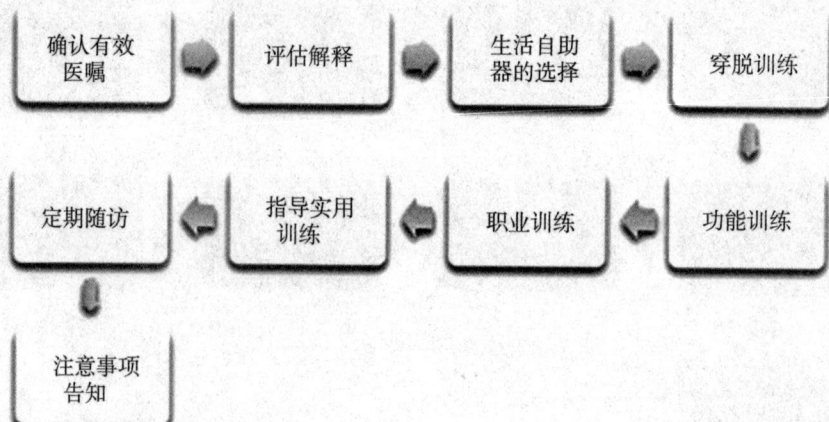

2. 进食适应性辅助用具应用

（1）对于手不能抓握或手功能受限的患者，可佩戴橡皮食具持物器。

（2）根据需要使用上肢支持设备、假肢、固定夹板、多功能固定带；手柄加粗、加长、成角、加弹簧或转动式的餐具。

（3）不能单手固定餐具或食物者可使用防滑垫、盘挡或红餐饮用具下面安装吸盘等。

3. 穿衣裤袜鞋适应性辅助用具应用

（1）在接近衣领处安一个环或襻，脱衣时，将环拉起协助将衣服上提过头；用衣钩将衣袖上提至肩部或在腋窝水平协助将袖子脱下；用尼龙搭扣替代扣子、拉链等；在拉链上加上拉环，使手指对捏无力或不能者能够开关拉链；纽扣牵引器；乳罩在前面开口，开口处用尼龙搭扣；套头式领带。

（2）用拴在裤子上的拉襻、杆状衣构或拾物器将裤子拉到手可以抓住裤腰的地方。

（3）下肢关节受限者可用穿袜自助具辅助穿脱。用吊袜吊替代穿袜用的拉襻；用长柄鞋拔、穿袜辅助具、拉链环和尼龙搭扣穿鞋袜。

4. 做饭及清洗餐具适应性辅助用具应用　固定辅助用具包括改造切菜板、海绵、湿毛巾或吸盘、双耳壶、有钉子的切菜板、瓶罐开启器、手柄加粗厨餐具、多功能固定带、长把拾物器等。

5. 转移适应性辅助用具应用　按肢体功能障碍程度选用辅助类自助具：包括扶手、绳梯、帆布扶手装置、防滑手套、转移滑板、脚驱动轮椅或电动轮椅等。

6. 修饰及个人卫生适应性辅助用具应用

（1）应用电动牙刷、电动剃须刀、固定在水池边的刷子。手柄加粗、加长、成角的牙刷、梳子、带有吸盘的刷子或牙刷、安装在剃须刀上便于持握的结构、大号指甲刀固定在木板上修剪健侧手指的指甲。

（2）洗澡：坐便椅应用患者坐位淋浴；辅助患者借助长端的海绵刷擦洗背部和远端肢体；抓握扶手协助患者站起；长把开关水龙头有助于患者拧开水龙头。

（3）拧毛巾时：指导患者将毛巾中部套在水龙头上，然将毛巾双端合拢，再将毛巾向一个方向转动，将水拧出。在牙、梳头时可用换套套在手上，将牙刷或梳子套在套内使用。

（4）如厕：上肢关节活动受限、截肢或手指感觉缺失者使用安装在坐便器上的自动冲洗器及烘干器清洁；肌力弱或协调性差者在如厕和清洁时可采用扶手保持稳定；采用可调节坐便器有助于下肢关节活动受限者；夜间在床旁放置便器以免主厕所的不便；尿裤或床垫用于大、小便失禁者。

（三）日常生活自理辅助器具训练注意事项及防范处理

（1）心理护理：因日常生活能力障碍或丧失，此类患者易产生悲观、焦虑、急躁或绝望的情绪。护士要及时全面了解患者对疾病的认知程度，有足够的耐心及自信，鼓励患者正视伤残，耐心指导、讲解生活自理辅助器具应用目的及注意事项，帮助患者树立起生活的勇气和信心，使其处于良好的身心状态，配合治疗和护理。

（2）教育患者自助具的使用不能代替患者全面康复，应与其他康复治疗方法相配合，以达到最佳的康复效果。

（3）切实根据患者的实际需要选择自助具。

（4）给予患者积极的肯定与鼓励，做好患者及家属的思想沟通工作强调通过辅助器具达到生活自理是一个缓慢的过程，需要极大的耐心并积极配合，不能急于求成，造成过度训练，从而影响康复效果。

（5）向患者及家属示范和解释如何使用（必要时写下书面指导）。

（6）训练前协助患者妥善固定好辅助器具；训练时，对患者整体情况进行观察如有不适感及时与康复医师联系，调整训练内容。

（7）观察患者用自助具进行功能性活动的情况；指导和协助患者床上活动、就餐、洗漱、更衣、排泄、移动等。

（8）指导和协助患者自助具应清洗，追踪随访，包括再评定、自助具保养和必要的维修。

（9）密切观察，有效监督与指导：训练过程中，注意观察患者的活动情况及心理反应，若发现不适，及时给予处理；训练时，应有人陪伴，给予患者正确的指导。

（覃文君）

第五节　下肢关节功能训练器使用及护理规范

（一）下肢关节功能训练器使用目的

（1）被动活动髋、膝、踝关节，促进患肢功能恢复。

（2）防止关节内外粘连，促进骨折愈合。

（二）下肢关节功能训练器操作步骤

1）两人核对医嘱。备治疗车，上放中单、接线板、下肢康复器。

2）核对患者床号、姓名、住院号。评估患者周围环境及患者病情、意识、心理状态、耐受能力、沟通合作能力，评估患者损伤部位、肢体肌力、皮肤情况等，了解患者有无合并伤、管路、身体有无一定障碍。

3）告知患者锻炼的目的和方法，取得患者配合。注意保护患者隐私，调节室温，预防患者受凉。协助患者做好准备工作，如饮水、如厕、穿衣、备干净毛巾等。

4）洗手后携用物至患者床旁，再次核对。

5）酌情关闭门窗，拉围帘。

6）取下床尾挡板，拉起健侧肢体床栏，协助患者移动躯体靠近床栏。

7）铺中单于床上，机器放置于中单上，靠近患肢放置。接线板接通电源，机器与接线板连接，开机检查机器运行状态。

8）协助患者平卧，将患肢安置于仪器支撑架上，取毛巾包裹患肢防止磨伤。有引流管患者，先夹管再安置患肢，并滑动仪器固定带避开患肢引流位置，妥善固定引流袋后开放管道。

9）患肢固定后，根据患肢长度调节仪器。患肢足跟蹬住踏板，膝关节与机器臂弯曲轴节部在同一水平。

10）根据医嘱调节参数

（1）调节伸展角度：0~82，按"↑"或"↓"设定所需角度，按"伸展角度"键致显示屏不再跳跃确定。

（2）调节屈曲角度：0~120，按"↑"或"↓"设定，按"屈曲角度"键致显示屏不再跳跃确定。

（3）调节运行时间：初始值为45min，按"↑"或"↓"设定，按"运行时间"键致显示屏不再跳跃确定。

（4）调节运行角度：显示当前运动角度。

（5）调节运行速度：1~9档，按"↑"或"↓"设定，按"运行速度"键致显示屏不再跳跃确定。

（6）调节力矩：按"控制力矩"键，显示屏显示大、中、小，按键选择。

11）设置完成后，按启动/暂停键，进入工作状态，时间显示倒计时。告知患者及家属机器使用注意事项。

12）观察患者适应性、伤口渗血、引流情况，如需离开，将呼叫器放置于患者可及位置。

13）如需重新设置，可按启动/暂停键进入待机状态，并重复以上步骤。

14）治疗45min后结束，蜂鸣器发生提示，关闭开/关键。

15）协助患肢放置于床上，有引流管患者先夹管再安放患肢于床上，切断电源，取下机器，撤走中单。

16）整理衣被，协助患者舒适卧位，妥善固定引流管后开放引流管，行相关知识宣教，拉开围帘。

17）处理用物，洗手。

（三）下肢关节功能训练器护理要点

（1）告知患者治疗时的配合事项，如机器辅助训练完成后应加强患肢的主动锻炼。

（2）告知患者及家属不要自行调节机器，不要在机器上覆盖衣被等。

（3）训练中不要挤捏或牵拉引流管。

（4）每次训练时应与医师沟通，根据患者病情及耐受情况决定患肢活动度。

（5）摆体位时，患肢应与机器贴合。

（6）训练过程中，经常观察机器运行状态、患者对疼痛的耐受力及管道是否妥善固定、伤口渗血情况。

（7）机器发生故障时，首先在机器弯曲到合适的角度时停止运转，切断电源，协助患者放下患肢。评估患者情况，通知值班医师及护士长，协助处理并记录，给予患者及家属心理支持，按照不良事件管理制度进行上报处理。

（覃文君）

第六节　卧床患者下肢功能锻炼指导规范

（一）卧床患者下肢功能锻炼

适用于卧床患者、下肢骨折患者。

（二）卧床患者下肢功能锻炼指导步骤及护理要点

（1）环境安静、舒适、无干扰。

（2）向患者解释康复训练目的，征得同意后进行训练。

（3）踝关节主动屈伸锻炼（踝泵运动）：踝关节用力跖屈，保持5s。然后背伸，保持5s，放松，再进行踝关节内外旋转各一圈，此为一组练习，每1~2h进行一次，每次15~20组，每天至少2~3次。

（4）股四头肌等长舒缩运动：患者平躺在床上，伸直膝关节，尽量将膝关节贴近床面，绷紧（收缩）大腿上方的肌肉（股四头肌），保持5s，然后放松肢体，再重复以上动作。每1~2h进行一次，每次15~20组，每天至少2~3次。

（5）膝关节屈伸运动：膝关节完成一个全范围的屈膝和伸膝运动为一组，每1~2h进行一次，每次15~20组，每天至少2~3次。

（彭雪玲）

第七节　骨科长期卧床患者首次下床护理规范

（一）长期卧床患者首次下床指导目的

确保骨科长期卧床患者首次下床活动的安全。

（二）长期卧床患者首次下床指导步骤及护理要点

（1）向患者解释下床活动目的，取得患者配合。

（2）评估患者生命体征、有无活动性出血、肌力、机体活动能力。

（3）若患者生命体征平稳，无活动性出血，肌力大于等于4级，机体活动能力小于等于2度，床头抬高至90°后患者无头晕，在护士的指导与协助下方可下床活动。身材高大、体重超重的患者需由二人协助下床活动；若生命体征不平稳，有活动性出血，肌力评价小于4级，机体活动能力大于2度，出现以上任何一种情况，不能下床活动。

（4）妥善固定输液管路、各种引流管，保持活动时管道通畅、避免逆流。抬高床头45°~60°，取半坐卧位10~20min。

（5）身体虚弱者扶住床栏沿床四周活动。活动时间视患者的体力、感觉而定。

（6）下肢骨折患者首次下床活动需患肢不负重状态下扶双拐行走。协助患者取侧卧位，将双下肢移至床缘垂下，将患者的双手环抱护士的颈肩部，护士从患者的腋下环抱患者，膝关节稍弯曲，用力将患者扶坐起。协助患者床边坐起 5 ~ 10min，观察患者有无面色改变、胸闷、心慌、头晕等症状，将双拐置于患者腋下，站于患者健侧肢体，协助患者在双拐支撑下站立 1 ~ 2min，无不适后再扶其行走，行走时健肢着地负重后再迈出患肢，患肢不负重状态下扶拐行床边行走。

（7）关节置换术后患者首次下床活动需借助辅助器械（助行器）行走。患者根据自身耐受情况选择下床活动，护士协助患者取侧卧位，将双下肢移至床缘垂下，将患者的双手环抱护士的颈肩部，护士从患者的腋下环抱患者，膝关节稍弯曲，用力将患者扶坐起。协助患者床边坐起 5 ~ 10min，观察患者有无面色改变、胸闷、心慌、头晕等症状，将助行器置于患者前方，护士站于患者健侧肢体，在助行器支撑下站立 1 ~ 2min，无不适后再扶其行走，协助患者迈出健侧肢体站立后再迈出患肢，患者前倾身体扶住助行器行床边行走。

（8）上床前先让患者坐于床边，抬高床头 45° ~ 60°，患者双手环抱护士的颈肩部，护士从患者的腋下环抱患者，轻轻将患者侧卧躺下，将双下肢移至床上。

（9）妥善固定输液管路、各种引流管，观察管路通畅情况，协助患者取舒适卧位。

（10）在护理记录单记录患者首次下床活动情况。

（彭雪玲）

第六章

骨科快速康复护理临床路径

第一节　锁骨骨折患者护理临床路径

时间	项目		内容
入院当天	评估		见骨折入院评估表
	护理诊断		疼痛；躯体移动障碍；自理能力下降；知识缺乏；焦虑
	护理措施	1. 病因指导	了解病及治疗情况，介绍疾病相关知识
		2. 检查指导	向患者介绍术前检查项目，注意事项和流程
		3. 安全指导	(1) 正确进行 Braden 评分、防跌倒评分及疼痛评分 (2) 根据评分结果悬挂各种标识，指导患者使床护栏，穿防滑拖鞋
		4. 其它	(1) 三角巾悬吊：患者曲肘悬吊，保持90°前臂中正位 (2) "8"字绷带固定
第二天	护理措施	1. 检查指导	(1) 向患者介绍检查的注意事项 (2) 告知检验，检查结果
		2. 活动指导	指导患者进行指关节屈伸运动，握拳运动
术前一天	护理评估		(1) 评估患者患肢皮肤是否完整，清洁 (2) 评估患者配合度
	护理诊断		知识缺乏；焦虑
	护理措施	1. 皮肤护理	(1) 指导患者术前沐浴/擦身，更换清洁病员服 (2) 必要时术区备皮
		2. 活动指导	指导患者行手指关节活动、腕关节屈伸及旋转运动、握拳运动以及肘关节屈伸运动
手术当天	护理诊断		舒适的改变；疼痛；自理能力下降；潜在并发症；知识缺乏；躯体移动障碍
	护理措施	1. 安置体位	去枕平卧位，肘与胸之间放置一软枕，曲肘放于胸前
		2. 饮食指导	(1) 臂丛麻醉禁食2h后协助患者进食进水 (2) 全麻禁食6h后协助患者进食进水

时间	项目		内容
手术当天	护理措施	3. 活动指导	麻醉恢复后即指导患者进行手指关节活动、腕关节屈伸旋转运动、握拳运动，每小时一组，每组 10~20 次
		4. 其它	(1) 监测生命体征直至平稳 (2) 及时评估患者疼痛情况，患肢予以冰袋冰敷，定时更换冰袋，术后冰敷 12h，以利于减轻肿胀、止血、止痛
术后第一天	护理评估		(1) 一般情况：评估患者术后生命体征、夜间休息情况、进食进水情况、疼痛程度、皮肤完整性 (2) 专科情况：评估患者体位是否舒适、伤口敷料是否清洁、桡动脉搏动情况、末梢血液供应及肢体肿胀程度 (3) 导管及管道：尿管是否通畅，尿色、量及改性质
	护理诊断		疼痛；躯体移动障碍；知识缺乏；自理能力下降；躯体移动障碍
	护理措施	1. 体位护理	患者下床时佩戴三角巾固定患肢，曲肘悬吊，保持 90° 前臂正中位（掌心向内，拇指向上）
		2. 药物指导	告知患者所用药物名称及用途，讲解药物使用的目的、原理及注意事项
		3. 活动指导	(1) 继续以上功能锻炼 (2) 患侧肌肉进行等长收缩练习即静力性收缩
		4. 其他	(1) 引流管观察、记量 (2) 观察患肢肿胀程度及动脉搏动情况
术后第二天	护理诊断		疼痛；知识缺乏；舒适的改变
	护理措施	1. 活动指导	(1) 继续以上功能锻炼 (2) 患肢进行前臂旋转练习及握拳捏球练习
		2. 检查指导	告知术后检查项目及配合要求
术后第三天	护理措施	活动指导	(1) 进行以上功能练习锻炼 (2) 患肢进行握拳捏球练习
出院前一天	护理措施	1. 活动指导	(1) 继续进行以上锻炼 (2) 术后一月患肢佩戴三角巾悬吊，可行肩关节前后、内外摆动，以及抗阻力腕屈伸运动 (3) 一个月后可放开三角巾，进行肩关节旋转、上举、内收、外旋等 (4) 2~3 个月患肢提沙袋进行钟摆运动
		2. 安全指导	(1) 不要上举重物，避免撞击，造成损伤 (2) 注意保暖，避免着凉
出院当天	护理措施	出院指导	(1) 再次强调以上内容 (2) 发放出院指导单、护理关爱卡 (3) 协助办理出院手续，护送出院

（彭雪玲）

第二节 胫腓骨骨折患者护理临床路径

时间	项目		内容
	评估		见骨折入院评估表
	护理诊断		体液不足；疼痛；躯体移动障碍；有废用综合征的危险； 潜在并发症：内筋膜室综合征，下肢深静脉血栓， 腓总神经损伤；知识缺乏；有受伤的危险；焦虑
入院当天	护理措施	1. 病因指导	了解病及治疗情况，介绍疾病相关知识
		2. 体位护理	(1) 患肢予以冰袋冰敷，以利于减轻肿胀 (2) 若累及关节的严重粉碎性骨折或合并皮肤挫伤不宜手术时，可行跟骨牵引，保持中立位，严禁外旋
		3. 病情观察	(1) 行跟骨牵引者，观察穿刺部位有无感染迹象，75% 酒精消毒针眼周围皮肤，每日2次 (2) 石膏固定者，检查足趾的背伸和跖屈情况，以判断腓总神经是否受压 (3) 观察有无骨筋膜室综合征表现，注意有无 "5P" 征：疼痛（pain）转为无痛、苍白（pallor）或发绀、大理石花纹等、感觉异同（paresthesia）、麻痹（paralysis）、无脉（pulselessness） (4) 观察末梢血液供应，肿胀程度以及有无张力性水泡的发生 (5) 开放性骨折的患者，严密观察生命体征变化
		4. 活动指导	(1) 踝泵运动：根据踝关节可活动范围行屈伸、内旋、外旋活动，全过程为一次，每1～2h一组，每组10～20次 (2) 指导抬臂活动：利用双肘关节、健侧足部为支撑，使臀部略抬高，停顿5～10s后放松为一次，每1～2h进行一组，每组5～10次
		5. 检查指导	向患者介绍术前检查项目，注意事项和流程
		6. 安全指导	(1) 正确进行 Braden 评分、防跌倒评分及疼痛评分 (2) 根据评分结果悬挂各种标识，指导患者使床护栏
第二天	护理措施	1. 检查指导	告知检验、检查结果
		2. 皮肤准备	毛发较多影响手术野者，必要时需备皮
		3. 其它	告知患者准备拐杖或助行器
术前一天	护理诊断		知识缺乏；焦虑
	护理措施	1. 皮肤护理	指导患者术前沐浴擦身，更换清洁病员服
		2. 活动指导	继续以上功能锻炼
手术当天	护理诊断		疼痛；体液不足；躯体移动障碍；自理能力下降；潜在并发症：下肢深静脉血栓、腓总神经损伤、关节僵硬、肌肉萎缩；知识缺乏

时间	项目		内容
手术当天	护理措施	1. 安置体位	去枕平卧位,患者膝关节纵向一软枕,将患者抬高,以促进静脉回流,减轻患者肿胀
		2. 饮食指导	禁食6h后协助患者进食进水
		3. 活动指导	(1) 麻醉恢复后即指导足趾屈伸运动、踝泵运动、股四头肌等长收缩运动,每小时一组,每组10~20次
			(2) 股四头肌等长收缩运动;膝关节伸直,绷紧大腿上方肌肉,使大腿后侧的肌肉尽可能贴近床面,绷紧5s钟后放松5s钟为一次,每1~2h一组,每组10~20次
		4. 其它	(1) 监测生命体征直至平稳
			(2) 妥善固定引流袋,保持引流通畅,观察引流情况
			(3) 及时评估患者疼痛情况,患肢予以冰袋冰敷,定时更换冰袋,术后冰敷48~72h
术后第一天	护理评估		(1) 一般情况:评估患者术后生命体征、夜间休息情况、进食进水情况、疼痛程度、皮肤完整性
			(2) 专科情况:评估患者体位是否舒适、伤口敷料是否清洁、足背动脉搏动情况、末梢血液供应及肢体肿胀程度
			(3) 导管及管道:伤口引流是否通畅,引流液的色、量及性质;尿管是否通畅,尿色、量情况
			(4) 其他:行外固定术,观察针眼部位有无感染迹象
	护理诊断		体液不足;疼痛:潜在并发症:下肢深静脉血栓、关节僵硬、足下垂;知识缺乏;躯体移动障碍;有受伤的危险;有皮肤完整性受损的危险
	护理措施	1. 饮食护理	遵医嘱协助患者进食,指导每日饮水2 000~3 000ml
		2. 药物指导	告知患者所用药物名称及用途,讲解抗凝药物使用的目的、原理及注意事项
		3. 活动指导	(1) 指导足趾屈伸运动及踝泵运动,1~2h/组,每组20~30次
			(2) 指导股四头肌等长收缩活动,1~2h/组,每组20~30次
		4. 其他	(1) 引流管观察、记量
			(2) 观察患肢肿胀程度及动脉搏动情况
术后第二天	护理诊断		疼痛;潜在并发症;下肢深静脉血栓;知识缺乏;有受伤的危险
	护理措施	1. 活动指导	继续以上功能锻炼
		2. 检查指导	告知术后检查项目及配合要求
出院前一天	护理措施	1. 活动指导	(1) 继续进行以上锻炼
			(2) 术后2周,可行直腿抬高练习及膝关节屈伸运动
			直腿抬高的锻炼:每5个或10个一组,每天3~5组,方法是先用力使脚背向上勾,再用力将腿绷直,然后将整条腿抬高,维持几秒钟后将腿放下,并完全放松。
			膝关节主动屈伸运动,每日早中晚各进行一组,每组10~20次
			(3) 稳定性骨折:术后3周,遵医嘱下床不负重练习(双拐);术后4周部分负重练习(可去健侧拐杖);术后5周可完全负重练习(去拐)
			(4) 其他骨折类型下床活动遵医嘱执行
			(5) 拐杖的使用
			使用前,应将拐杖调整至正确高度
			具体方法:
			将拐杖立于体侧,腋下和拐杖之间应能够入2或3个手指,肘部应弯成30°,拐杖脚旁开腿边12~20cm左右

时间	项目		内容
出院前一天	护理措施	1. 活动指导	不负重活动：将两个拐杖置于前方一步长度的位置，并用你的"好"腿向前单脚跳部分负重练习将两个拐杖置于前方一步长度的位置，把受伤的腿向前移动，脚尖与拐杖头对齐，把你的重量放在手柄上，请挤压你的胸部和手臂之间的拐杖上方，用好腿迈出第一步
		2. 安全指导	(1) 减少剧烈运动，避免身体其它部位感染 (2) 避免在手术初期作长途旅行 (3) 外固定支架者，每日观察针眼处皮肤情况，每日75%酒精消毒针眼处2次 (4) 加强营养，多食富含钙质与蛋白质的食物，如鱼、虾、瘦肉、牛奶等以促进骨折部位愈合，多饮水
		3. 其他	恢复期间（4周内） (1) 若出现内成角，可通过盘腿姿势纠正 (2) 若出现向前成角，用两枕法纠正
出院当天	护理措施	出院指导	(1) 再次强调以上内容 (2) 发放出院指导单、护理关爱卡 (3) 协助输出院手续，护送出院

（彭雪玲）

第三节　股骨骨折闭合复位内固定术患者护理临床路径

时间	项目		内容
	评估		见骨科入院评估表
	护理诊断		疼痛；有周围神经血管功能障碍的危险；有皮肤完整性受损的危险；潜在并发症：血栓性静脉炎，便秘，知识缺乏；自理能力下降；有受伤的危险；坠积性肺炎；焦虑；
入院当天	护理措施	1. 病因指导	(1) 病情及治疗情况，介绍疾病相关知识 (2) 介绍下肢皮牵引的目的和有效的状态 目的：维持骨折端于正常解剖位置，防止断端移位，避免疼痛牵引有效状态：患肢略外展，牵引轴线与身体长轴一至；牵引器具无重物覆盖；牵引锤不落地 (3) 协助患者使用特殊便器，指导卧床排便的方法
		2. 皮肤护理	(1) 根据年龄、皮肤等情况选择合适的床垫，必要时卧气垫床 (2) 指导抬臀运动 利用双肘关节、健侧足部为支撑，使臀部略抬高，停顿5～10s后放松为一次，每1～2h进行一组，每组5～10次
		3. 活动指导	指导患者进行踝关节活动，股四头肌等长收缩方法 (1) 踝泵运动：根据踝关节可活动范围行屈伸、内旋、外旋活动，全程为一次，每1～2h一组，每组10～20次 (2) 股四头肌等长收缩运动：膝关节伸直，绷紧大腿上方的肌肉，使大腿后侧的肌肉尽可能贴近床面，绷紧5s钟后放松5s钟为1次，每1～2h/组，每给10～20次

时间	项目		内容
入院当天	护理措施	4. 检查指导	向患者介绍术前检查项目，注意事项和流程
		5. 安全指导	(1) 正确进行 Braden 评分、防跌倒评分及疼痛评分 (2) 根据评分结果悬挂各种标识
入院第二天	护理措施	1. 检查指导	告知检验、检查结果
		2. 病情指导	(1) 介绍深静脉血栓形成的原因、预防的方法 (2) 介绍抗凝药物的名称、用法及使用后的注意事项
		3. 活动指导	(1) 继续卧床活动 (2) 指导深呼吸和有效咳嗽方法及必要性，深呼吸一次后咳嗽一次为一个循环，每2h一组，每组 3~5 个循环
		4. 其他	告知患者准备助行器
术前一天	护理评估		(1) 评估患者患肢皮肤是否完整、清洁 (2) 评估患者配合程度
	护理诊断		知识缺乏；焦虑
	护理措施	1. 术前指导	(1) 皮肤准备、饮食指导、药物指导 (2) 介绍配血、备血的目的及必要性
		2. 活动指导	(1) 继续指导患者抬臀、踝泵运动、股四头肌等长收缩运动 (2) 指导患者进行深呼吸和有效的咳嗽
手术当天	护理诊断		体液不足；疼痛；自理能力下降；潜在并发症；感染，下肢深静脉血栓；有皮肤完整性受损的危险；有受伤的危险
	护理措施	1. 安置体位	去枕平卧位6h 患者患肢至于外展中立位，双下肢之间放体位垫
		2. 饮食指导	禁食6h 协助患者进食进水
		3. 活动指导	麻醉恢复后指导患者抬臀、踝泵运动、股四头肌等长收缩运动、抬臀活动，每小时一组，每组10~20次
		4. 其他	(1) 监测生命体征直至平稳 (2) 妥善固定引流袋，保持引流通畅，观察引流情况
术后第一天	护理评估		(1) 一般情况：评估患者术后生命体征、夜间休息情况、进食进水情况、疼痛程度、皮肤完整性 (2) 专科情况：评估患者体位是否舒适、伤口敷料是否清洁、足背动脉搏动情况，末梢血液供应及肢体肿胀程度 (3) 导管及管道：伤口引流管是否通畅，引流液的色、量及性质；尿管是否通畅，尿色、量情况
	护理诊断		体液不足；疼痛；潜在并发症；下肢深静脉血栓；感染；知识缺乏；自理能力下降；有受伤的危险；有皮肤完整性受损的危险
	护理措施	1. 饮食护理	遵医嘱协助患者进食，指导患者饮水每日 2 000 ~ 3 000ml，防止尿路感染
		2. 体位护理	抬高床头小于30°，外展中立位

时间	项目		内容
术后第一天	护理措施	3. 活动指导	(1) 继续指导患者抬臀、踝泵运动、股四头肌等长收缩运动、抬臀活动，每小时一组，每组10~20次 (2) 被动活动患侧膝关节，每1~2h一组，每组10~20次 (3) 膝关节过伸运动：膝关节下方垫软枕，是膝关节略屈曲，绷紧股四头肌，使足跟抬离床面，坚持5s钟后放松为一次，每日早中晚各进行一组，每组20~30次 (4) 指导深呼吸和有效呼吸，每两小时一次，每次3~5个循环
		4. 其它	引流管观察、记量
术后第二天	护理诊断		疼痛；潜在并发症；下肢深静脉血栓；知识缺乏；有受伤的危险
	护理措施	1. 活动指导	继续以上功能锻炼
		2. 检查指导	告知术后检查项目及配合要点
术后第三天	护理措施	活动指导	(1) 继续以上功能锻炼 (2) 遵医嘱行膝关节被动与主动屈伸运动，动作要轻柔，每日早中晚各进行一组，每组10~20次
出院前一天	护理措施	1. 活动指导	(1) 继续进行以上锻炼 (2) 术后2周逐渐增加活动量，屈曲不宜超过90° 术后4周后遵医嘱床边活动，患肢不负重 术后8周根据复查结果，遵医嘱部分负重活动 术后12周后根据恢复情况可完全负重，老年患者及骨质疏松患者严禁过早下床负重，应遵医嘱活动
		2. 安全指导	(1) 下床活动时，务必有家人保护，防止再次受伤 (2) 减少剧烈运动，髋关节活动不宜超过90° (3) 避免在手术初期作长途旅行 (4) 不宜长时间站或坐，避免下蹲动作特别是盘腿
出院当天	护理措施	出院指导	(1) 再次强调以上内容 (2) 发放出院指导单、护理关爱卡 (3) 协助办理出院手续，护送出院

（彭雪玲）

第四节 踝关节骨折护理临床路径

时间	项目	内容
入院当天	护理评估	见骨科入院评估表
	护理诊断	疼痛；躯体移动障碍；自理能力下降；焦虑；知识缺乏；有受伤的危险

时间	项目		内容
入院当天	护理措施	1. 病因指导	了解病情及治疗情况，介绍疾病相关知识
		2. 健康指导	（1）患肢抬高，踝关节予以冰袋冰敷，定时更换，冰袋冰敷48h （2）观察患者肿胀以及足背动脉搏动情况
		3. 活动指导	指导患者进行足趾关节活动，股四头肌等长收缩方法 股四头肌等长收缩运动：膝关节伸直，绷紧大腿上方的肌肉，使大腿后侧的肌肉尽可能贴近床面，绷紧5s钟后放松5s钟为1次，每1~2h/组，每组10~20次
		4. 检查指导	向患者介绍术前检查项目，注意事项和流程
		5. 安全指导	（1）正确进行Braden评分、防跌倒评分及疼痛评分 （2）根据评分结果悬挂各种标识，指导患者使用床护栏、窗防滑拖鞋
入院第二天	护理措施	1. 检查指导	告知检验、检查结果
		2. 用药指导	告知患者所用药物名称，用途及注意事项
		3. 其他	告知患者准备助行器或拐杖
术前一天	护理评估		（1）评估患者患肢肿胀消退程度，局部皮肤有无张力性水泡 （2）评估患者配合程度
	护理诊断		知识缺乏；焦虑
	护理措施	1. 皮肤护理	指导患者术前擦身，更换清洁病员服
		2. 活动指导	（1）继续以上功能锻炼 （2）指导拐杖的使用 使用前，应将拐杖调整至正确高度 具体方法： 将拐杖立于体侧，腋下和拐杖之间应能够放下2或3个手指，肘部弯成30°，拐杖脚旁开腿边12~20cm左右 不负重活动，将两个拐杖置于前方一步长度的位置，并用你的"好"脚向前单脚跳
	护理诊断		疼痛，躯体移动障碍；自理能力下降；知识缺乏；焦虑
手术当天	护理措施	1. 安置体位	去枕平卧位，患肢膝关节置于过伸位，使患肢抬高
		2. 饮食指导	禁食6h协助患者进食进水
		3. 活动指导	麻醉恢复后即行患肢足趾活动，每小时1组，每组10~20次
		4. 其他	（1）监测生命体征直至平稳 （2）及时评估患者疼痛情况，膝关节冰袋冰敷，定时更换冰袋，术后冰敷48~72h
术后第一天	护理评估		（1）一般情况：评估患者术后生命体征、夜间休息情况、进食进水情况、疼痛程度、皮肤完整性 （2）专科情况：评估患者体位是否舒适、伤口敷料是否清洁、足背动脉搏动情况，末梢血液供应及肢体肿胀程度
	护理诊断		疼痛；舒适的改变；自理能力下降；知识缺乏；有受伤的危险

时间	项目		内容
术后第一天	护理措施	1. 饮食护理	遵医嘱协助患者进食,指导患者饮水每日2 000～3 000ml
		2. 体位护理	(1) 患肢予以抬高并予冰敷 (2) 置踝关节于跖屈小于10°,接近垂直位,能有效避免关节囊及韧带在踝关节跖屈位粘连挛缩
		3. 药物指导	告知患者所用药物名称、用途及注意事项
		4. 活动指导	(1) 继续以上功能锻炼 (2) 膝关节主动屈伸运动,每日早中晚各行一组,每组20次
术后第二天	护理诊断		疼痛;舒适的改变;自理能力下降;知识缺乏;有受伤的危险
	护理措施	1. 活动指导	(1) 继续以上功能锻炼 (2) 直腿抬高的锻炼:每5～10个1组,每天3～5组
		2. 检查指导	告知术后检查项目及配合要点
术后3～7天	护理措施	1. 活动指导	(1) 继续以上功能锻炼 (2) 不负重下床活动 (3) 踝关节被动屈伸活动,一手扶住踝关节,另一手握住足前部做踝关节屈伸活动,并嘱患者做相应肌肉收缩运动,每次20个,每天3～5组
出院前一天	护理措施	1. 活动指导	(1) 继续进行以上锻炼 (2) 术后4～6周,协助患者做踝关节主动屈伸活动,同时辅以外力来增加踝关节活动范围,每次20个,每天5组 (3) 术后6～12周,扶拐下床做患肢部分负重 将两拐杖置于前方一步长度位置,把受伤的腿向前移动,脚尖与拐杖头对齐,把你的重量放在手柄上,请挤压你的胸部和手臂之间的拐杖上方,用好腿迈出的一步 (4) 术后12周遵医嘱离拐完全负重行走 (5) 上下楼梯 上楼梯时先将健肢迈上台阶,再将手术肢体迈上台阶 下楼梯时现将双拐移到下一台阶,再将手术肢体迈下台阶,最后将健肢迈下台阶
		2. 安全指导	(1) 减少剧烈活动,不要进行高强度的活动,如跑、跳、竞走等,防止意外 (2) 女士尽量不穿高跟鞋 (3) 避免在手术初期作长途旅行
出院当天	护理措施	出院指导	(1) 再次强调以上内容 (2) 发放出院指导单、护理关爱卡 (3) 协助办理出院手续,护送出院

(彭雪玲)

第五节 膝关节表面置换术患者护理临床路径

时间	项目		内容
入院当天	评估		见骨科入院评估表
	护理诊断		焦虑；知识缺乏；有受伤的危险；疼痛
	护理措施	1. 病因指导	了解病情及治疗情况，介绍疾病相关知识
		2. 健康指导	（1）嘱患者注意保暖，防止着凉 （2）告知患者注意保护患肢周围皮肤，避免抓伤等皮肤破损 （3）嘱患者避免身体其他部位感染
		3. 检查指导	向患者介绍术前检查项目，注意事项和流程
		4. 安全指导	（1）正确进行 Braden 评分、防跌倒评分及疼痛评分 （2）根据评分结果悬挂各种标识、指导患者使用床护栏、穿防滑拖鞋
入院第二天	护理措施	1. 检查指导	（1）向患者介绍核磁共振检查的注意事项 （2）告知检验、检查结果
		2. 其他	告知患者准备助行器或拐杖
术前一天	护理评估		（1）患者患肢皮肤是否完整、清洁 （2）评估患者配合程度
	护理诊断		知识缺乏；焦虑
	护理措施	1. 皮肤护理	（1）指导患者术前沐浴/擦身，更换清洁病员服 （2）清洁、消毒术区皮肤
		2. 活动指导	指导患者掌握踝关节主动活动，股四头肌等长收缩方法 （3）踝泵运动：根据踝关节可活动范围行屈伸、内旋、外旋活动，全过程为一次，每 1~2h 1 组，每组 10~20 次 （4）股四头肌等长收缩运动：膝关节伸直，绷紧大腿上方和肌肉，使大腿后侧的肌肉尽可能贴近床面，绷紧 5s 钟后放松 5s 钟为一次，每 1~2h 一组，每组 10~20 次
手术当天	护理诊断		体液不足；疼痛；自理能力下降；潜在并发症：感染，下肢深静脉血栓
	护理措施	1. 安置体位	去枕平卧位，患肢膝关节下夹一软枕，使膝关节屈曲 45°，术后 4h 协助取伸直位（或遵医嘱），以利于术后止血，以及更好地屈曲活动
		2. 饮食指导	禁食 6h 后协助患者进食进水
		3. 活动指导	麻醉恢复后即指导踝泵运动，每小时一组，每组 10~20 次
		4. 其他	（1）监测生命体征直至平稳 （2）妥善固定引流袋，术后常规夹闭引流管 4h（或遵医嘱），4h 后打开引流管并观察引流情况 （3）及时评估患者疼痛情况，膝关节冰袋冰敷，定时更换冰袋，术后冰敷 48~72h

时间	项目	内容		
术后第一天	护理评估	(1) 一般情况，评估患者术后生命体征，夜间休息情况、进食进水情况，疼痛程度，皮肤完整性 (2) 专科情况：评估患者体位是否舒适、伤口敷料是否清洁、足背动脉搏动情况，末梢血液供应及肢体肿胀程度 (3) 导管及管道：伤口引流是否通畅，引流液的色、量及性质；尿管是否通畅，尿色、量情况 (4) 其他：约束患者评估患者配合程度，观察约束部位皮肤		
	护理诊断	体液不足；疼痛；潜在并发症：下肢深静脉血栓；知识缺乏；自理能力下降；有受伤危险；有皮肤完整性受损的危险		
	护理措施	1. 饮食护理	遵医嘱协助患者进食，指导患者饮水每日 2 000 ~ 3 000ml	
		2. 药物指导	告知患者所用药物名称及用途，讲解抗凝药物使用的目的，原理及注意事项	
		3. 活动指导	(1) 指导踝泵运动，每 1 ~ 2h/组，每组 20 ~ 30 次 (2) 指导股四头肌等长收缩活动，每 1 ~ 2h/组，每组 20 ~ 30 次 (3) 膝关节过伸活动 膝关节下方垫软枕，使膝关节略屈曲，绷紧股四头肌，使足跟抬离床面，坚持 5s 钟后放松为一次，每日早中晚各进行一组，每组 20 ~ 30 次	
		4. 其他	引流管观察、记量	
术后第二天	护理诊断	疼痛；潜在并发症：知识缺乏；有受伤的危险		
	护理措施	1. 活动指导	(1) 继续以上活动 (2) 膝关节被活动，协助患者行膝关节被动屈伸活动，每日早中晚各进行一组，每组 10 ~ 20 次 (3) 直腿抬高的锻炼：每 5 个或 10 个 1 组，每天 3 ~ 5 组 方法中先用力使脚背向上勾，再用力将腿绷直，然后将整条腿抬高，维持几秒钟后将腿放下，并完全放松	
		2. 检查指导	告知术后检查项目及配合要点	
术后第三天	护理措施	活动指导	(1) 继续以上活动 (2) 指导患者行膝关节主动屈曲活动，每日早中晚各进行一组，每组 20 ~ 30 次 (3) 协助患者床边坐起，双下肢屈曲于床沿，做膝关节摆运动，每日早中晚各进行一组，每 10 ~ 20 次	
术后第四天	护理措施	活动指导	(1) 继续以上活动 (2) 协助患者床边坐起，双下肢屈曲于床沿，利用健足支持患肢，完成患膝关节伸直位，每日早中晚各进行一组，每组 10 ~ 20 次 (3) 协助床边站立，指导患者正确使用助行器，再逐步练习下蹲活动，每日早中晚各进行一组，每组 10 ~ 20 次 先用助行器行走，先将助行器摆在身体前 20cm 处，先迈出手术的腿，再将未手术的腿跟上，如此循环	

时间	项目		内容
出院前一天	护理措施	1. 活动指导	（1）继续进行以上锻炼 （2）指导患者正确的上下楼梯方法 上楼梯时先将健肢迈上台阶，再将手术肢体迈上台阶 下楼梯时先将双拐移至到下一台阶，最后将健肢迈下台阶
		2. 安全指导	（1）减轻体重，减轻膝关节负重 （2）减少剧烈活动，不要扭曲膝关节，不要进行高强度的活动，如跑、跳、竞走等 （3）避免身体其他部位感染 （4）避免在手术初期做长途旅行 （5）不宜长时间站或坐，避免下蹲动作特别是盘腿，跪坐。
出院当天	护理措施	出院指导	（1）再次强调以上内容 （2）发放出院指导单、护理关爱卡 （3）协助办理出院手续，护送出院

（鲁　玲）

第六节　膝关节镜半月板修补术护理临床路径

时间	项目		内容
	评估		见骨科入院评估表
	护理诊断		焦虑；知识缺乏；有受伤的危险；疼痛
入院当天	护理措施	1. 病情指导	了解病情及治疗情况，介绍疾病相关知识
		2. 活动指导	指导患者掌握踝关节主动活动，股四头肌等长收缩方法 （1）踝泵运动：根据踝关节可活动范围行屈伸、内旋、外旋活动，全过程为 1 次，每 1～2h/组，每组 10～20 次 （2）股四头肌等长收缩运动：膝关节伸直，绷紧大腿上方的肌肉，使大腿后侧的肌肉可能贴近床面，绷紧 5s 钟后放松 5s 钟为 1 次，每 1～2h/组，每给 10～20 次
		3. 检查指导	向患者介绍术前检查项目，注意事项和流程
		4. 安全指导	（1）正确进行 Braden 评分、防跌倒评分及疼痛评分 （2）根据评分结果悬挂各种标识，指导患者使用床护栏、穿防滑拖鞋
入院第二天	护理措施	1. 检查指导	（1）向患者介绍检查的注意事项 （2）告知检验、检查结果
		2. 其他	告知患者准备拐杖

时间	项目		内容
术前一天	护理评估		(1) 评估患者患肢皮肤是否完整、清洁 (2) 评估患者配合程度
	护理诊断		知识缺乏；焦虑
	护理措施	1. 皮肤护理	指导患者术前沐浴/擦身，更换清洁病员服
		2. 活动指导	(1) 继续以上功能锻炼 (2) 指导拐杖的使用 使用前，就将拐杖调整至正确高度。 具体方法：将拐杖立于体侧，腋下和拐伏之间应能够放下2或3个手指，肘部应弯成30°，拐杖脚旁开小腿边12～20cm左右，不负重活动，将两个拐杖置于前方一步长度的位置，并用你的"好"脚向前单脚跳
手术当天	护理诊断		体液不足；疼痛；自理能力下降；潜在并发症：感染；下肢深静脉血栓
	护理措施	1. 安置体位	去枕平卧位，患肢膝下垫软枕，保持膝关节屈曲10°～15°
		2. 饮食指导	禁食6h后协助患者进食进水
		3. 活动指导	麻醉恢复后即知道踝泵运动、股四头肌等长收缩运动，每小时1组，每组10～20次
		4. 其他	(1) 监测生命体征直至平稳 (2) 妥善固定引流袋，保持引流通畅，观察引流情况 (3) 及时评估患者疼痛情况，膝关节冰袋冰敷，定时更换冰袋，术后冰敷48～72h
术后第一天	护理评估		(1) 一般情况：评估患者术后生命体征、夜间休息情况、进食进水情况、疼痛程度、皮肤完整性 (2) 专科情况：评估患者体位是否舒适、伤口敷料是否清洁、足背动脉搏动情况、末梢血液供应及肢体肿胀程度 (3) 导管及管道：伤口引流管是否通畅，引渡液的色、量及性质；尿管是否通畅，尿色、量情况
	护理诊断		疼痛；潜在并发症：下肢深静脉血栓；知识缺乏；躯体移动障碍；自理能力下降；有受伤的危险
	护理措施	1. 饮食护理	遵医嘱协助患者进食，指导患者饮水每日2 000ml
		2. 药物指导	告知患者所用药物名称及用途，讲解抗凝药物使用的目的、原理及注意事项
		3. 活动指导	(1) 指导踝泵运动，每1～2h/组，每组20～30次 (2) 指导股四头肌等长收缩活动，每1～2h/组，每组20～30次 (3) 腘绳肌练习，患腿用力下压所垫枕头，使大腿后侧肌内绷紧和放松，每1～2h/组，每组20～30次
		4. 其他	引流管观察、记量
术后第二天	护理诊断		疼痛；潜在并发症：下肢深静脉血栓；知识缺乏；有受伤的危险
	护理措施	1. 活动指导	(1) 继续以上活动 (2) 直腿抬高的锻炼，每5～10个1组，每天3～5组，方法是先用力使腿背向上勾，再用力将腿绷直，然后将整条腿抬高，维持几秒钟后将腿放下，并完全放松 (3) 遵医嘱不负重下地行走

时间	项目		内容
术后第二天	护理措施	2. 检查指导	告知术后检查项目及配合要点
术后第三天	护理措施	活动指导	继续以上功能锻炼
出院前一天	护理措施	1. 活动指导	(1) 继续进行以上锻炼 (2) 术后一周膝关节可被动屈曲至90°； 术后2~4周抗阻伸膝练习，被动屈膝120°，主动屈膝90°，部分负重下床活动；将两个拐杖置于前方一步长度的位置，把受伤的腿向前移动，脚尖与拐杖头对齐，把你的重量放在手柄上，请挤压你的胸部和手臂之间的拐杖上方，用好脚迈出第一部。 术后6周逐渐完全负重，负重及平衡练习，即保护下双足分离，在微痛范围内左右交替移动重心，逐渐过渡至单腿完全负重站立，5min/次，2~3次/d 术后5~7周进行屈伸膝0°~30°练习，屈膝30°半蹲练习；术后8周可完全负重，固定自行车练习及负重练习 (3) 上下楼梯 下楼梯时先将健肢迈上台阶，再将手术肢体迈上台阶 下楼梯时先将双拐移到下一台阶，再将手术肢体迈下台阶，最后将健肢迈下台阶
		2. 安全指导	(1) 维持体重，减轻关节负重，减少剧烈运动，防止再次受伤 (2) 避免在手术初期作长途旅行 (3) 注意保暖，避免常居潮湿、寒冷环境
出院当天	护理措施	出院指导	(1) 再次强调以上内容 (2) 发放出院指导单、护理关爱卡 (3) 协助办理出院手续，护送出院

（鲁 玲）

第七节 膝关节镜交叉韧带重建术护理临床路径

时间	项目		内容
入院当天	评估		见骨科入院评估表
	护理诊断		焦虑；知识缺乏；有受伤的危险；疼痛
	护理措施	1. 病因指导	了解病情及治疗情况，介绍疾病相关知识
		2. 活动指导	指导患者掌握踝关节主动活动，股四头肌等长收缩方法 (1) 踝泵运动：根据踝关节可活动范围行屈伸、内旋、外旋活动，全过程为1次，每1~2h一组，每组10~20次 (2) 股四头肌等长收缩运动：膝关节伸直，绷紧大腿上方的肌肉，使大腿后侧的肌肉尽可能贴近床面，绷紧5s钟后放松5s钟为一次，每1~2h/组，每给10~20次

时间	项目		内容
入院当天	护理措施	3. 检查指导	向患者介绍术前检查项目，注意事项和流程
		4. 安全指导	(1) 正确进行 Braden 评分、防跌倒评分及疼痛评分 (2) 根据评分结果悬挂各种标识、指导患者使用床护栏、穿防滑拖鞋
入院第二天	护理措施	1. 检查指导	(1) 向患者介绍核磁共振检查的注意事项 (2) 告知检验、检查结果
		2. 其他	告知患者准备拐杖
术前一天	护理评估		(1) 评估患者患肢皮肤是否完整、清洁 (2) 评估患者配合程度
	护理诊断		知识缺乏；焦虑
	护理措施	1. 皮肤护理	指导患者术前沐浴/擦身，更换清洁病员服
		2. 活动指导	(1) 继续以上功能锻炼 (2) 指导拐杖的使用 使用前，应将拐杖调整至正确高度 具体方法： 将拐杖立于体侧，腋下和拐杖之间应能够放下 2 或 3 个手指，肘部应弯成30°，拐杖脚旁开腿边 12～20cm 左右 不负重活动，将两拐伏置于前方一步长度的位置，并用你的"好"脚向前单脚跳
手术当天	护理诊断		体液不足；疼痛；自理能力下降；潜在并发症：感染，下肢深静脉血栓
	护理措施	1. 安置体位	去枕平卧位，患肢膝关节置于过伸位，即患肢足跟部垫软枕，使患肢膝关节稍悬空，利用重力作用时关节下压伸直
		2. 饮食指导	禁食6h 协助患者进食进水
		3. 活动指导	麻醉恢复后即指导踝泵运动、股四头肌等长收缩运动，每小时1组，每给10～20次
		4. 其他	(1) 监测生命体征直至平稳 (2) 妥善固定引流袋，保持引流通畅，观察引流情况 (3) 及时评估患者疼痛情况，膝关节冰袋冰敷，定时更换冰袋，术后冰敷48～72h
术后第一天	护理评估		(1) 一般情况：评估患者术后生命体征、夜间休息情况、进食进水情况、疼痛程度、皮肤完整性 (2) 专科情况：评估患者体位是否舒适、伤口敷料是否清洁、足背动脉搏动情况、末梢血液供应及肢体肿胀程度 (3) 导管及管道：伤口引流管是否通畅，引流液的色、量及性质，尿管是否通畅，尿色、量情况 (4) 其他：约束患者评估患者配合程度，观察约束部位
	护理诊断		体液不足；疼痛；潜在并发症：下肢深静脉血栓、关节僵硬、韧带断裂；知识缺乏；躯体移动障碍；有受伤的危险；有皮肤完整性受损的危险

时间	项目		内容
术后第一天	护理措施	1. 饮食护理	遵医嘱协助患者进食，指导患者饮水每日 2 000～3 000ml
		2. 体位护理	（1）术后膝后垫软枕，保持膝屈曲 15°～20° （2）协助患者使用拐杖，患肢不负重下床活动
		3. 药物指导	告知患者所用药物名称及用途，讲解抗凝药物使用的目的、原理及注意事项
		4. 活动指导	（1）指导踝泵运动，每 1～2h/组，每给 20～30 次 （2）指导股四头肌等长收缩活动，每 1～2h/组，每组 20～30 次
		5. 其他	引流管观察、记量
术后第二天	护理诊断		疼痛；潜在并发症：下肢深静脉血栓；知识缺乏；有受伤的危险
	护理措施	1. 活动指导	（1）继续以上活动 （2）卧床休息时支具固定膝关节于完全伸直位 （3）直腿抬高的锻炼：每 5～10 个 1 组，每天 3～5 组。方法是先用力使脚背向上勾，再用力将脚绷直，然后将整条腿抬高，维持几秒钟后将腿放下，并完全放松 （4）遵医嘱部分负重下地行走 将两拐杖置于前方一步长度的位置，把受伤的腿向前移动，脚尖与拐杖头对齐，把你的重量放在手柄上，请挤压你的胸部和手臂之间的拐杖上方，用好脚迈出第一步
		2. 检查指导	告知术后检查项目及配合要点
术后第三天	护理措施	活动指导	继续以上功能锻炼
出院前一天	护理措施	1. 活动指导	（1）继续进行以上锻炼 （2）术后 7d：被动屈曲 90°，扶拐伸直位支具保护下完全负重站立及下地活动，保护性直腿抬高 术后 2 周末：被动屈曲 120°，伸直位支具保护完全负重行走 3～6 周；支具保护性肌肉锻炼及非负重状态全范围活动和行走，固定自行车练习、终末伸直及平衡练习 7～12 周：主被动膝关节屈曲，活动范围与健侧一致，伸膝及抗阻力伸膝，保护下全蹲，12 周末进行负重练习 （3）上下楼梯 上楼梯时先将健肢迈上台阶，再将手术肢体迈上台阶 下楼梯时现将双拐移至下一台阶，再将手术肢体迈上台阶，最后将健肢迈下台阶
		2. 安全指导	（1）维持体重，减少剧烈运动，减轻关节负重，避免身体其他部位感染。 （2）避免在手术初期做长途旅行 （3）不宜长时间站或坐 （4）出院时须带活动型关节支具保护膝关节 3 个月，6 个月内避免体育运动，1 年后可恢复运动 （5）注意保暖，避免常居潮湿、寒冷环境

时间	项目		内容
出院当天	护理措施	出院指导	(1) 再次强以上内容 (2) 发放出院指导单、护理关爱卡 (3) 协助办理出院手续，护送出院

（鲁 玲）

第八节 人工髋关节置换术护理临床路径

时间	项目		内容
	评估		见骨科入院评估表
	护理诊断		疼痛；有周围神经血管功能障碍的危险；有皮肤完整性受损的危险；潜在并发症：血栓性静脉炎，便秘，坠积性肺炎；知识缺乏自理能力下降；有受伤的危险；焦虑
入院当天	护理措施	1. 病情指导	(1) 了解病情及治疗情况，介绍疾病相关知识 (2) 介绍下肢皮牵引的目的和有效状态 目的：维持骨折端于正常解剖位置，防止断端移位，避免疼痛牵引有效状态；患肢略外展，牵引轴线与身体长轴一至；牵引器具无重物覆盖；牵引锤不落地 (3) 协助患者使用特殊便器，指导卧床排便的方法
		2. 皮肤护理	(1) 根据年龄、皮肤等情况选择合适的床垫，必要时卧气垫床 (2) 指导抬臂活动 利用双肘关节、分健侧足部为支撑，使臀部略抬高，停顿5~10稍后放松一次，每1~2h进行一组，每组5~10次
		3. 安全指导	(1) 正确进行Braden评分，防跌倒评分及疼痛评分 (2) 根据评分结果悬挂各种标识
		4. 活动指导	指导患者掌握踝关节主动活动，股四头肌等长收缩方法 (1) 踝泵运动：根据踝关节可活动范围行屈伸、内旋、外旋活动，全过程为1次，每1~2h1组，每组10~20次 (2) 股四头肌等长收缩运动，膝关节伸直，绷紧大腿上方和肌肉，使大腿后侧的肌肉尽可能贴近床面，绷紧5s钟后放松5s钟为1次，每1~2h1组，每组10~20次
		5. 检查指导	向患者介绍术前检查项目、注意事项和流程
入院第二天	护理措施	1. 病情指导	(1) 介绍深静脉血栓形成的原因、预防的方法 (2) 介绍抗凝药物的名称、用法及使用后的注意事项
		2. 活动指导	(1) 继续卧床活动 (2) 指导深呼吸和有效咳嗽方法及必要性，深呼吸一次后咳嗽一次为一个循环，每2h一组，每组3~5个循环
		3. 检查指导	告知检验，检查结果
		4. 其他	告知患者准备助行器

时间	项目	内容
术前一天	护理评估	（1）评估患者患肢皮肤是否完整、清洁 （2）评估患者配合程度
	护理诊断	知识缺乏；焦虑
	护理措施	1. 术前指导　（1）皮肤准备、饮食指导、药物指导 （2）介绍配备、备血的目的及必要性
		2. 活动指导　（1）继续指导患者抬臂、踝泵运动、股四头肌等长收缩运动 （2）指导患者进行深呼吸和有效咳嗽
手术当天	护理诊断	体液不足；疼痛；自理能力下降；潜在并发症：感染、下肢深静脉血栓，有皮肤完整性受损的危险；有受伤的危险
	护理措施	1. 安置体位　去枕平卧6h，患者患肢置于外展中立位，双下肢之间放体位垫，防止患肢内旋内收引起假体脱出
		2. 饮食指导　禁食6h后协助患者进食进水
		3. 活动指导　麻醉恢复后即指导踝泵运动、股四头肌等长收缩运动、抬臂运动，每小时一组，每组10～20次
		4. 其他　（1）监测生命体征直到平稳 （2）妥善固定引流袋，保持引流通畅，观察引流情况
术后第一天	护理评估	（1）一般情况：评估患者术后生命体征、夜间休息情况、进食进水情况、疼痛程度、皮肤完整性 （2）专科情况：评估患者体位是否舒适、伤口敷料是否清洁、足背动脉搏动情况、末梢血块及肢体肿胀程度 （3）导管及管道：伤口引流是否通畅，引流液的色、量及性质；尿管是否通畅，尿色、量情况 （4）其他：约束患者评估患者配合程度，观察约束部位皮肤
	护理诊断	体液不足；疼痛；潜在并发症：下肢深静脉血栓，感染；知识缺乏；自理能力下降；有受伤的危险；有皮肤完整性受损的危险
	护理措施	1. 饮食护理　（1）遵医嘱协助患者进食 （2）指导患者饮水每日2 000～3 000ml
		2. 体位护理　（1）抬高床头小于30° （2）协助使用正确的翻身方法正确翻身，健侧卧位时两腿间和后背垫软枕以保持患肢中立位
		3. 活动指导　指导患者进行腿部肌肉的等长收缩练习，足趾及踝关节主动屈伸练习以促进血液循环
		4. 其他　引流管观察、记录

时间	项目		内容
术后第二天	护理诊断		疼痛；潜在并发症：下肢深静脉血栓；知识缺乏；有受伤的危险
	护理措施	1. 活动指导	(1) 继续以上活动 (2) 膝关节过伸运动：膝关节下方垫软枕，使膝关节略屈曲，绷紧股四头肌，使足跟抬离床面，坚持5s钟后放松为一次，每日早中晚各进行一组，每组20~30次 (3) 膝关节主动屈伸运动，每日早中晚各进行一组，每组10~20次
		2. 检查指导	告知术后检查项目及配合要点
术后第三天	护理措施	活动指导	(1) 继续以上活动 (2) 指导并协助患者床边坐位，注意屈髋不能超过90°，每日早中晚各进行一次，根据自身感受调整时间
术后第四天	护理措施	活动指导	(1) 继续以上活动 (2) 协助患者床边站立：下床时，先移至健侧床边，双手把持床沿，健肢先离床足跟着地，患肢外屈髋小于45°，待健肢站稳平衡后，患肢再逐步试探离床着地，上床时健肢先上 (3) 使用助行器逐渐在室内行走，每日早中晚各进行一次，根据自身感觉调整时间 先将助行器摆在身体前20cm处，先迈出手术的腿，再将未手术的腿跟上 (4) 坐位练习：坐的时间不宜长，每天4~6次，每次20min。坐位是髋关节最容易出现脱位的体位 坐下之前做好准备，有靠背和扶手的椅子，加坐垫，倒退，看好位置，双手扶稳，缓缓坐下 (5) 站立练习 A. 屈髋屈膝练习：抬高患肢，放在凳子上，上身用力前倾；B. 髋关节外展练习：外展术侧下肢，拉伸髋关节内收外展肌；C. 髋关节后伸练习：后伸术侧下肢，抬头挺胸，作拉伸髋关节囊和屈肌群
出院前一天	护理措施	1. 活动指导	(1) 继续进行以上锻炼 (2) 指导患者正确的上下楼梯方法。上楼梯时先将健肢迈上台阶，再将手术肢体迈上台阶；下楼梯时先将双拐移到下一台阶，再将手术肢体迈下台阶，最后将健肢迈下台阶
		2. 安全指导	告知预防假体脱出的注意事项 (1) 避免两腿交叉 (2) 避免翘二郎腿 (3) 手术初期避免长期旅行 (4) 避免髋关节向前曲大于90° (5) 侧卧位时，两腿之间放软枕，使双下肢平行 (6) 不坐深沙发或低于膝关节平面的沙发（凳子） (7) 不可坐浴缸洗澡 (8) 穿内衣与袜子时不可过度前倾

时间	项目		内容
出院 当天	护理 措施	出院指导	（1）再次强以上内容 （2）发放出院指导单、护理关爱卡 （3）协助办理出院手续，护送出院

（鲁　玲）

第九节　截肢术护理临床路径

时间	项目		内容
	评估		见骨科入院评估表
	护理 诊断		疼痛；有体液不足的危险；皮肤完整性受损；躯体移动障碍； 有周围血管神经功能障碍的危险；组织灌注量改变 自理能力下降；焦虑；知识缺乏；有受伤的危险
入院 当天	护理 措施	1. 病情指导	了解病情及治疗情况，介绍疾病相关知识
		2. 病情观察	（1）外伤患者，监测患者生命体征，尤其是血压变化；观察伤口敷料情况，配合医生做好手术及抢救准备 （2）糖尿病足患者，观察患肢皮肤情况；监测患者神智、生命体征；尤其是体温、呼吸变化；监测患者血糖变化
		3. 安全指导	糖尿病足患者指导 患者进行股四头肌等长收缩方法 股四头肌等长收缩运动：膝关节伸直，绷紧大腿上方的肌肉，使大腿后侧肌肉心可能贴近床面，绷紧5s钟后放松5s钟为一次，每1~2h/组，每组10~20次
		4. 检查指导	向患者介绍术前检查项目，注意事项和流程
		5. 安全指导	（1）正确进行 Braden 评分，防跌倒评分及疼痛评分 （2）根据评分结果悬挂各种标识，指导患者使用床护栏、窗防滑拖鞋
入院 第二 天	护理 措施	1. 检查指导	告知检验、检查结果
		2. 用药指导	告知患者所用药物名称、用途及注意事项
		3. 其他	告知患者准备拐杖
术 前 一 天	护理 评估		（1）评估患者生命体征、血糖、感染控制情况 （2）评估患者配合程度
	护理 诊断		知识缺乏；焦虑
	护理 措施	1. 皮肤护理	指导患者术前擦身，更换清洁病员服
		2. 活动指导	（1）继续以上功能锻炼 （2）指导拐杖的使用 使用前，应将拐杖调整至正确高度 具体方法： 将拐杖立于体侧，腋下和拐杖之间应能够放下2或3个手指，肘部应弯成30°，拐杖脚旁开脚边12~20cm左右 不负重活动：将两个拐杖置于前方一步长度的位置，并用你的"好"腿向前单脚跳

续　表

时间	项目		内容
手术当天	护理诊断		疼痛；体液不足；躯体移动障碍；自理能力下降；知识缺乏；焦虑
	护理措施	1. 安置体位	去枕平卧位，患肢固定于功能位，软枕抬高，沙袋压迫残端以促进静脉回流减轻肿胀、止血
		2. 饮食指导	禁食6h后协助患者进食进水
		3. 活动指导	麻醉恢复后即指导健侧肢体进行活动。每小时1组，每组10~20次。
		4. 其他	(1) 监测生命体征直至平稳 (2) 及时评估患者疼痛情况，床旁备止血带及沙袋，沙袋压迫患肢残端以利于止血
术后第一天	护理评估		(1) 一般情况：评估患者术后生命体征、夜间休息情况、进食进水情况、疼痛程度、皮肤完整性 (2) 专科情况：评估患者体位是否舒适、伤口敷料是否清洁、足背动脉搏动情况、末梢血液供应及肢体肿胀程度 (3) 导管及管道：伤口引流管是否通畅，引流液的色、量及性质；尿管是否通畅，尿色、量情况
	护理诊断		疼痛；组织完整性受损；自我形象紊乱；知识缺乏；舒适的改变；自理能力下降；躯体移动障碍；有受伤的危险
	护理措施	1. 饮食护理	遵医嘱协助患者进食，指导患者饮水每日2 000ml
		2. 体位护理	患肢予以抬高并予沙袋压迫止血
		3. 药物指导	告知患者所用药物名称、用途及注意事项
		4. 活动指导	(1) 继续以上功能锻炼 (2) 患肢进行股四头股静力收缩练习，每次10~20个，每天3~5组 (3) 定时压迫、按摩、拍打患肢残端
术后第二天	护理诊断		疼痛；知识缺乏；有受伤的危险
	护理措施	1. 体位护理	(1) 大腿截肢患者，髋关节伸直不要外展，预防髋屈曲，外展挛缩 (2) 小腿截肢患者，膝关节伸直位，预防膝屈曲挛缩
		2. 检查指导	告知术后检查项目及配合要点
		3. 活动指导	(1) 继续以上功能锻炼 (2) 指导患者俯卧位，在腹部大腿处放置软枕，使其用力压枕以提高残肢伸肌力，并在两腿间里放一软枕，向内压以增加内收肌力，以防外展挛缩，每日俯卧2次，每次30min
		4. 其他	患肢残端伤口敷料保持干燥、清洁、弹力绷带包扎时残肢远端包扎应较紧，近端应略松
术后3~7天	护理措施	1. 活动指导	(1) 继续以上功能锻炼 (2) 不负重下床活动

时间	项目		内容
出院前一天	护理措施	1. 活动指导	(1) 继续进行以上锻炼 (2) 术后2~4周，协助患者直腿抬高、髋关节屈伸运动及等长运动（断端下压），每次20个，每天5组 (3) 术后4周后，患肢可进行大腿伸屈及承重训练、小腿伸屈训练、髋旋前肌训练、髋外展骨训练、伸髋自动训练、伸膝抗组训练
		2. 安全指导	尽早佩戴假肢进行肢体活动训练
出院当天	护理措施	出院指导	(1) 再次强调以上内容 (2) 发放出院指导单、护理关爱卡 (3) 协助办理出院手续，护送出院

（鲁 玲）

第七章

关节镜手术及康复护理

第一节 关节镜设备、手术器械及辅助检查

一、关节镜设备

关节镜设备分为成像系统、光源系统、动力系统、等离子刀、资料采集处理系统。成像系统目前多为数字化，根据摄像系统的晶片不同，分为单晶片、复合晶片和三晶片，其成像的清晰度也有所不同。关节镜头为基本的成像器械之一，在关节镜金属筒的两端为物镜及目镜，在物镜及目镜之间是一系列柱状透镜系统，将影像由物镜传到目镜，在透镜的周围为光学纤维，将光源的光线投射到物镜端。

（一）关节镜

（1）关节镜包括透镜系统、光导纤维、光缆接口、金属鞘和目镜或摄像头组成。关节镜的光学性能是由其直径、倾斜角度和视野等决定的。

（2）影响关节镜的视野主要是由视向和视角决定。

（3）视向是指关节镜观察的方向，由镜头前面的倾斜角度决定，因而关节镜的镜面通常有0°、30°、70°等3种关节镜。

（4）关节镜的视角是关节镜透镜系统本身特性决定的。关节镜的直径从1.7~7.5mm不等，目前4.0mm关节镜最常用。关节镜镜面也有0°、25°、30°、70°等不同倾斜角。对于膝关节来讲，膝关节镜直径4.0mm，工作长度可达160mm。对肩关节来讲，采用直径4.0mm，工作长度可达175mm。而对于髋关节和其他小关节，可选用直径为1.9mm和2.7mm，其工作长度根据需要可有65mm、67mm、70mm、120mm。这其中30°倾斜面的关节镜最为常用。其原理在于30°斜面镜头，镜头正前方尽管在视野的边缘部分，但完全可以监视到，通过旋转又可以明显扩大视野。

（二）光导纤维的光源系统

早期的关节镜光源是在关节镜前装有150W的白炽灯泡，通过目镜观察关节内情况。现代关节镜都是在监视器监视下进行操作，很少有人再通过目镜观察进行手术，同时监视器的成像质量对于光源的要求更高。冷光源和光导纤维的出现解决了这个问题，钨灯、卤素灯和氙光源代替了白炽灯，光导纤维一端连在光源上，另一端连在关节镜上，光缆的长度对光的传导有很大影响。

（三）成像监视和摄录像系统

关节镜的监视和摄录像系统是关节镜外科的一大进步，可以使术者避免强迫体位，具有很好的视野和更自由的操作，避免术者面部对术野的污染。经典而完整的摄录系统包括摄像头、摄像主机、监视器和可以选配的录像机、照相机、彩色打印机、多媒体电脑等。目前成像系统更趋于人性化、数字化和小型化。通过数字成像系统，将术中的图像资料进行拍摄和录像，将手术过程记录下来，便于以后随访、科研、教学和可能的医疗纠纷提供详细而客观的证据。

（四）电动刨削动力系统

各种电动刨削系统智能动力主机在设计上基本是类似的。电动刨削器的中心刨削刀由套管开口处露出，另一端连接刨削手柄和吸引器。为适应不同部位和功能需要，现在已经设计出各种各样的刨削头。为了维持关节腔内恒定的压力，还可以在进水管上安装压力水泵系统。

（五）射频等离子刀

射频气化技术自 Atghrocare 公司于 20 世纪末发明以来，逐渐在临床上得到广泛应用，被国际上称为关节镜手术器械的又一次革命。射频气化技术又称等离子低温消融术或冷凝刀是一种全新的等离子体组织消融技术，各种射频主机和不同型号的刀头，在关节镜手术中占有越来越重要的地位。

二、关节镜手术器械

1. 套管　可作为进水和排水系统，有不同倾斜角度，套管也能起到关节镜观察视野的定位作用。
2. 探针　是关节镜最常用的重要诊断器械，多年来，探针被称为"关节镜医师手指的延伸"。探针前端呈 90°，可以拨开阻挡视野的软组织，暴露关节内结构，探查韧带或半月板的张力，粗略估计损伤的范围或长度以及病变组织的质地和特征。
3. 半月板剪刀　关节镜下剪刀分为直剪和左右弯剪等不同类型，多用于处理半月板破裂边缘或粘连处的剪除。
4. 篮钳和咬钳　用于咬除半月板和取组织标本。垂体咬钳用于半月板或游离体取出。
5. 钩刀　目前使用的关节镜钩刀有各种钩形的或叉形推刀。

三、辅助检查

1. X 线　X 线作为一种常规检查，可以准确评定骨结构和关节间隙的改变。
2. CT 扫描　有时 CT 在评价骨结构方面优于 MRI，轴位像可以很大程度上补充矢状位、冠状位和三维影像的不足。CT 能够清楚地显示关节内的骨性游离体，特别是周围骨赘和撞击关节及影响运动的剥脱骨片。
3. MRI　MRI 的特点是：无创、高分辨率、没有射线影响，对半月板损伤特异性强。MRI 对诊断膝关节病变具有很高的敏感性，可以显示半月板和内部结构。目前准确率已经达到 95％以上。MRI 检查有替代 X 线摄片和 CT 扫描的趋势。

（鲁　玲）

第二节 关节镜术后护理的重要性

关节镜是近年来发展迅速的微创技术，对关节损伤而言，关节镜技术因其应用范围广泛、破坏关节结构与功能程度小、诊断准确，术后恢复快、并发症少等优点，目前已经成为治疗关节疾病最常用和有效的方法。但其术后护理目前尚无固定的模式，同时由于关节在人体的功能及此种微创手术本身的特点，关节镜手术的术后护理就显得尤为重要。关节镜手术成功的关键在于精细的操作技术及术后的正确康复护理。

关节镜术后护理的重点不但强调抗感染、预防出血、控制疼痛，而且要以促进损伤愈合和关节功能恢复为主要目的。为每个患者制订康复训练计划，术后按照计划循序渐进地进行关节功能练习尤为重要，这是关节镜手术后治疗过程中最重要的一个环节，如不重视，不仅大大延长患者的恢复时间，也使术后关节的并发症发生率显著增加。因此术后在护士的指导下掌握功能锻炼方法，在护士的督促下予以落实，分阶段实施术后功能锻炼教育，及时指导，可有效地提高患者主动参与功能锻炼的积极性，及时纠正错误的运动方式和观念，达到有计划、有效地进行功能锻炼的目的，从而提高关节的功能，提高疗效，使患者获得满意的医疗效果。

（刘 旭）

第三节 关节镜术后的康复护理

关节镜手术的优势在于其微创手术的方法，十分有利于康复训练的早期进行。康复的目的主要是尽可能恢复正常的关节活动度、正常的肌力及正常的关节稳定性。关节镜手术后科学合理的康复训练可以增强患者对手术和创伤的适应能力（结构性适应、疼痛性适应、关节不稳的适应等），促进损伤组织的愈合，加快功能恢复，其最终目的是受伤者尽早恢复功能。

一、护士职责和要求

（一）职责

1. 护理 护理可以使患者有良好的感觉，协调身体各个系统之间的关系及其反馈作用，调节自己，以适应体外环境。同时促进患者积极主动参与康复医疗，适应生活。

2. 执行医嘱 要确定护理目标和治疗计划，加强方案的实施，对医疗质量和效果作出评估，进行健康教育，同时也应将患者的反应、变化、意见、信息及时传给治疗组成员，及时作出结论采取相应措施以符合康复的需求。

3. 心理干预 要了解患者对伤病的感性反应，也应详细了解机体组织病理状态和身体康复的要求，并且在治疗的每个阶段观察患者的心理反应，针对存在的心理问题进行有效地干预。

（二）对护士的要求

（1）掌握解剖学和生理学知识，特别是神经、肌肉、骨骼系统的知识。掌握各项护理技术和护理基础知识。

（2）了解生物学与运动学的基础理论，能正确地使用关节镜术后康复所需要的矫形器等装置。

（3）能徒手实践操作，例如体位摆放、转移、步行、扶拐行走、帮助患者进行日常生活自理能力（ADL）等活动。

（4）应持续保持患者与医护人员之间的密切联系。

（5）了解患者家庭成员的反应，知道人际关系的动态，预测影响治疗的因素，以及日后可能产生的问题和趋势。

（6）残疾预防和健康教育。

二、康复训练主要作用

1. 改善组织的血液循环和代谢，促进受损组织的愈合　康复训练可以明显改善组织血液循环，增加组织营养，改善组织代谢，促进受损组织功能的恢复。康复训练应在术后临床治疗的早期进行，以使患者能在最短时间内达到最大限度的功能恢复。

2. 增强肌力、维持关节的稳定性　康复训练可以促进关节滑液的分泌，牵伸挛缩和粘连的软组织，维持和改善关节活动范围，提高和增强肌肉的力量和耐力，加强关节稳定性，减少关节软组织损伤，改善和提高患者的平衡和协调能力，预防和延缓骨质疏松。

3. 恢复关节的本体感觉　康复训练可以促进关节本体感觉的恢复，有利于恢复关节的协调运动能力。

4. 改善关节的活动范围　微创手术后关节的早期功能活动，有助于促进关节软骨的营养、代谢，恢复关节活动范围，防止关节囊挛缩。

5. 改善心、肺功能　早期康复活动，不仅有助于损伤组织的恢复，还可改善心、肺及机体其他系统的功能，调整患者的心理状态，保持正常的功能活动。

6. 预防并发症　早期康复训练，可以改善组织的血液循环，防止因支具或石膏固定后缺乏运动而出现失用性肌肉萎缩以及其他失用综合征。

三、康复训练注意事项

（1）关节镜手术后的康复专科性很强，必须制订康复计划，并严格按照康复计划实施。只有在高素质的医护人员的指导下，患者才能真正获得最佳的康复治疗效果。

（2）康复训练的早期，在医护人员的指导下进行关节小范围的活动训练，可以促进滑液循环，有益于损伤组织的愈合。同时，关节早期康复训练，可以有效地防止关节内粘连和关节周围组织挛缩，有助于关节伸、屈活动度的恢复。

（3）下肢关节负荷训练时，早期关节活动度控制在 $0° \sim 30°$ 的范围内，有效地保证术侧肢体在安全的活动范围内尽可能地充分活动关节。下肢关节镜术后阶梯负荷（25%、50%、75%、100%），这样既不影响组织的愈合，又可以避免关节软骨去应力退变。同时，逐渐建立术后关节适应性本体感觉，协调主动肌、拮抗肌、协同肌的收缩，都有助于关节镜后关节功能的改善和恢复。

（4）康复训练必须遵循因人而异、个体化的原则。医护人员要根据患者的年龄、性别、职业、心理状况等，调整康复训练计划。如果出现意外情况，应立即停止康复训练，护士与手术医师共同解决出现的问题，不能影响手术的效果。

（5）根据术后不同时期术肢的情况，以及关节康复训练时的局部病情变化，采取不同的措施，比如理疗、按摩等，改善术肢的情况，保证康复计划的顺利进行。

（6）护士应与手术医师就患者的训练情况经常交流，熟悉患者的术中情况，根据手术操作的不同特点，适当调整康复训练的进程。

四、术后康复基本原则

关节镜手术后科学的康复训练对获得手术预期疗效是至关重要的，而针对不同患者以及不同手术方法的个体化术后康复指导是患者在接受关节镜术后进行康复训练的关键。

（一）关节镜术后康复训练的基本原则

1. 个体化 根据不同的性别、年龄、受伤特点、功能水平及体质等因素制订康复计划，或者适时调整康复计划。

2. 全面康复 既要恢复局部功能，还要考虑提高全身整体功能和身体素质。

3. 循序渐进 运动疗法的目的是改善患者的躯体功能，提高适应能力。所以护士在指导患者进行康复训练时，程度由易到难，运动量由小到大，使患者逐渐适应。

4. 正确使用保护性支具 使用支具的目的是支撑体重、协调或代替肢体的功能、防止不随意运动和防止与矫正畸形。支具对关节的康复起到很好的作用，在不影响组织损伤的情况下，可在一定角度进行关节活动，防止关节僵直。

（二）关节镜术后康复计划

1. 急性期康复计划

（1）控制出血和水肿：冷敷、加压包扎、制动（使用相应的支具）和抬高患肢。

（2）早期关节活动度训练：患肢远端和近端未被固定的关节的主动运动，必要时给予被动活动或助力运动，尽量保持各关节正常活动。病情许可时，可对损伤关节进行持续性被动活动（使用持续被动活动机，即CPM机）来恢复关节活动度，促进损伤关节的恢复。必要时可对肢体进行负重训练。

（3）肌力训练：对患肢肌肉进行静力练习，可及时预防肌萎缩或促进肌力恢复，一般在无明显疼痛的情况下进行。

（4）药物使用：非甾体类抗炎药物（NSAIDs）有利于减轻疼痛及炎症反应。

2. 恢复期康复计划

1）肌力训练：早期对肌肉进行按摩、被动运动和引起肌肉主动收缩的练习，可使用低频脉冲电流刺激肌肉收缩。以后随着肌力的恢复可进行助力训练、主动训练及抗阻训练。同时还应进行适量的肌肉耐力训练，促进肌力恢复。如果锻炼过程中患肢出现疼痛及肿胀，除应做冰敷等对症处理外，尚应酌情降低训练强度。

2）关节活动度训练

（1）通过对关节的主动运动、被动运动、助力运动及关节功能牵引等方法，可以牵伸挛缩的关节囊、韧带及粘连组织，恢复关节活动度。同时，可给予物理因子治疗。

（2）此期目标是获得正常的关节活动范围，获得最大的肌力并提高耐力。增强肌力具体方法见相关专业，条件允许时可借助于各种器械协助进行训练，游泳和骑自行车是增加耐力的有效训练手段。

3. 负荷训练　通常采用阶梯负荷训练的模式，使手术的肢体逐渐承受不同重量的负荷，以保持关节的正常循环、代谢，避免软骨退变；同时训练关节周围动静力稳定结构的协调活动。

4. 神经肌肉控制、本体感觉及协调能力的练习　患肢肌力和稳定性较好，可以完全负重时，可循序渐进地开始患肢静态及动态的本体感觉训练，以增强平衡功能和肢体的协调运动能力。

5. 日常生活实用功能和训练项目的练习　肌力及关节活动度恢复到一定程度时，应进行必要的日常实用功能练习。如：上肢可进行书写、打字、热身运动、使用各种基础训练器材和衣、食、住、行中各种日常生活动作；下肢可进行移动、站立行走、上下楼梯、骑自行车等；专业运动员训练项目练习如跑跳、旋转、投掷等。

五、关节镜术后支具的应用

现代运动创伤学、骨创伤学、康复学把手术治疗、功能训练和佩戴支具作为3个基本组成部分。骨、关节创伤和运动创伤患者术后，尤其是近关节和关节损伤术后，一般需要石膏固定数周或更长的时间，在此期间，患肢及关节不能活动，待拆除石膏后再进行功能训练时，患肢已出现不同程度的关节粘连或僵硬，遗留功能障碍。此时再开始做康复训练，患者疼痛明显，康复难度大，效果不理想；而及早使用支具有利于患肢的运动和功能训练。支具对矫正肢体畸形、促进疾病恢复及改善功能活动的作用已在临床治疗上充分体现出来。随着微创外科的不断发展，早期微创修复重建手术成为关节创伤和运动创伤的主要治疗手段，治疗目的从解剖学的组织愈合发展至关节功能的恢复，经历了一个较高水平的飞跃。支具技术作为配合治疗，是完成术后康复的重要辅助手段之一，已日益显示其先进性，并得到越来越多临床医生的重视。

（一）支具的作用

1. 固定和矫正　通过固定病变部位来矫正肢体已出现的畸形，预防畸形的发生和发展。

2. 稳定和支持作用　通过限制肢体或躯干关节的异常活动，维持骨和关节的稳定性，减轻疼痛或恢复其承重功能。

3. 保护和免负荷作用　通过对病变肢体的固定和保护，促进炎症和水肿吸收，保持肢体和关节的正常对线。对某些承重的关节，可以减轻或免除肢体或躯干的长轴承重，从而促进病变愈合。

4. 代偿和助动作用　通过支具的外力源装置（如橡皮筋、弹簧等），代偿已瘫痪肌肉的功能，对肌力较弱者予以助力，使其维持正常运动。

（二）支具的分类

1. 按支具的治疗部位　可分上肢支具、下肢支具和脊柱支具。

2. 按支具的治疗目的　可分为①保护性支具。②固定性支具。③免负荷性支具。④矫正性支具。⑤功能性支具。⑥站立用支具。⑦步行用支具。⑧牵引用支具。⑨功能性骨折治疗用支具等。

3. 按主要制作材料　可分为石膏支具、塑料支具、皮革支具和金属支具等。

（三）关节镜术后的常用支具

1. 上肢支具　上肢支具的主要作用是保持不稳定的肢体处于功能位，提供牵引力以防止挛缩，预防或矫正肢体畸形以及补偿失去的肌力，帮助无力的肢体运动等。

1）手支具：手支具分为手指固定性支具、手指活动性支具等。由低温热塑板材或铝合金、皮革制成，可辅以弹簧圈和橡皮筋等，用于限制、固定或辅助手指活动，矫正或预防手部畸形。前者适用于外伤后指间关节的变形和肌腱损伤后的固定，后者适用于外伤后指间关节屈曲或伸展受限、指伸韧带损伤、神经损伤等疾患。

2）腕手支具：腕手支具分为腕手固定性支具和腕手活动性支具。由低温热塑板材或铝合金、皮革等制成，可辅以支条、弹簧圈和橡皮筋，用于固定或提高腕手关节的伸展和屈曲能力，预防或矫正腕手关节挛缩畸形，适用于手腕部骨折、韧带损伤术后和尺桡神经损伤，如桡神经损伤后的腕伸支具、腕部骨折后的固定性支具等。腕护具近年应用较多，腕周韧带损伤、三角软骨损伤或微创手术后用于保护腕部，促使损伤组织愈合。

3）肘支具：分为固定性肘支具和活动性肘支具。通常由热塑板材、金属支条等制作，包括上臂托、前臂托和环带等，用于限制、保护和代偿肘关节屈伸功能，适用于肘关节骨折及术后、肘部烧伤后的固定等。对于并发有腕关节、手功能障碍的患者，可以将肘支具向下延长，制成肘腕支具或肘腕手支具。肘软支具主要用于肘骨性关节炎、剥脱性骨软骨炎镜下清理术后、顽固性网球肘等术后制动。

4）肩支具：分为肩外展固定性支具和功能性上肢支具等。肩外展支具通常由热塑板材和塑板材和轻金属制成，包括腋下三角支撑架、胸腰板、腰带、上臂托、前臂托和斜肩带等。

（1）肩关节外展支具固定肩关节于外展 45°～80°、前屈 15°～30°、内旋 15°、屈肘 90°、伸腕 30°的功能位，用以减轻肩关节周围肌肉韧带负荷，保护肩关节，主要用于腋神经麻痹、臂丛神经损伤、肩袖断裂、肩关节处骨折、肩关节脱位整复术后等疾病。

（2）上肢吊带在肩、肘微创手术后经常使用，上肢吊带不仅能用于术后早期肩、肘关节制动，还允许一定范围的关节活动，利于改善肢体循环，促进损伤组织的愈合。

2. 下肢支具　下肢的主要功能是站立和行走。应用下肢支具的主要目的是保护和稳定下肢骨骼与关节、限制关节运动，减轻或完全免除下肢的承重负荷，改善下肢的运动功能和步态，促进病变愈合，预防和矫正畸形，减轻疼痛等。

1）踝足支具：踝足支具是下肢支具中使用最普遍的品种，包括塑料踝足支具、金属踝足支具和免负荷式踝足支具。其基本功能是对足和踝关节的异常对线关系及关节运动加以控制，包括在步行支撑期保持踝关节的侧向稳定；在步行摆动期帮助患者抬起足趾，避免拖曳于地面；在支撑后期可对蹬离地面的动作加以帮助，使步态有所改善，同时可减少能量的消耗。

（1）塑料踝足支具：特点为强度高、韧性好、使用轻便、通常可穿入鞋内使用，适用于周围神经损伤等引起的足内翻、足外翻或足下垂，踝部血管、神经、肌腱断裂吻合术后，稳定型胫腓骨远端骨折，足踝部骨折脱位，踝部扭伤、韧带损伤，距下关节、踝关节炎症等。

（2）金属踝足支具：是由金属半月箍、不锈钢支条、踝铰链和足板等构成，用于预防和矫正关节畸形、限制关节活动范围、减免负荷，纠正异常步态，适用于损伤引起的足内翻、足外翻或足下垂，胫腓骨远端骨折、踝部骨折脱位等。

（3）免负荷式踝足支具：分为部分免负荷和完全免负荷两种。部分免负荷是患肢承受部分体重；完全免负荷是足部完全离开地面，体重从髌韧带通过两侧的金属支条传到足镫，整个小腿和足不承受体重，用于小腿骨折和踝关节损伤。

（4）踝关节固定支具：用于踝周韧带损伤治疗或修复、重建术后的固定，该支具佩戴轻便，患者可穿鞋行走。

2）膝支具：作用于膝关节，可限制膝关节屈伸，防止膝关节内翻和外翻。膝支具由热塑板材制成或由金属材料制成，分为可调节和不可调节两种。

（1）金属膝支具：由金属膝铰链和关节两侧的支条制成，有大腿、小腿2个半月箍，适用于膝关节伸展不良、膝反屈、膝关节不稳、膝关节制动、膝韧带和半月板损伤等，如膝伸展支具。

（2）塑料膝支具：由聚丙烯热塑板材在阳模上模塑而成，用弹性胶带或布带固定在腿上，适用于膝关节不稳、膝关节反屈、膝韧带和半月板损伤。

数字卡盘调节式关节支具由大腿固定件、小腿固定件和数字调节卡盘组成，是目前临床膝关节微创手术后最常用的支具。大腿固定件和小腿固定件包括内、外侧轻型铝合金钢架、大腿固定尼龙扣带和小腿固定尼龙扣带。数字调节卡盘包括关节活动底盘、调节盘和关节度数控制钮。

3）膝踝足支具：主要适用于大腿、膝关节、小腿和踝关节，可限制膝关节和踝关节的异常运动，促进损伤修复，改善站立和行走功能。

（四）支具佩戴的常见问题及处理

1. 型号不符 成品康复支具的型号选择很重要，过大、过小都会影响治疗效果，故使用前严格按照佩戴操作步骤执行。佩戴后确认其达到支具处方所提出的使用目的时，方完成其佩戴过程。需要取型、制作的支具，应在其皮肤破溃处及骨粗隆处、重要神经、血管分布的部位做特殊医疗处理后方可佩戴。

2. 支具故障 在支具的使用过程中应严厉杜绝这种情况的出现，不适时应及时仔细检查，若有器械部分松动、脱落、辅助扣带破损等均不可交付使用。检查故障应作为每日查房及随访内容之一，发现问题及时解决。

3. 患者自行拆除支具 由于关节镜手术创伤很小，术后反应轻，患者有时认为损伤已痊愈，自行拆除支具，往往导致手术失败或者出现严重的关节反应肿胀、疼痛等。因此，护士在为患者佩戴支具前应详细介绍，说明支具应用的重要性和佩戴要求，取得患者的配合。如患者自行拆除支具，可能导致术前症状复发，必要时须实施二次手术，增加患者身体、精神等负担造成不必要的损失。

（刘　旭）

参考文献

[1] 王洁, 陆秀珍. 骨科疾病护理实践手册 [M]. 北京: 清华大学出版社, 2015.

[2] 许蕊凤. 实用骨科护理技术 [M]. 北京: 人民军医出版社, 2015.

[3] 宁宁, 朱红, 陈佳丽. 骨科护理手册 [M]. 北京: 科学出版社, 2015.

[4] 孙建萍, 孔慧, 于芳萍. 骨科诊疗护理学 [M]. 西安: 西安交通大学出版社, 2014.

[5] 周文娟, 刘义兰, 胡德英. 新编骨科康复护理指南 [M]. 武汉: 华中科技大学出版社, 2013.

[6] 王叙德. 康复护理技术 [M]. 南京: 东南大学出版社, 2015.

[7] 宁宁, 侯晓玲. 实用骨科康复护理手册 [M]. 北京: 科学出版社, 2016.

[8] 谭工. 康复护理学 [M]. 北京: 中国医药科技出版社, 2015.

[9] 吴敏. 康复护理 [M]. 上海: 同济大学出版社, 2015.

[10] 胡敏, 朱京慈. 康复护理技术 [M]. 北京: 人民卫生出版社, 2014.

[11] 黄学英. 康复护理 [M]. 北京: 人民卫生出版社, 2014.

[12] 刘悦. 常见关节炎的预防与康复 [M]. 北京: 人民卫生出版社, 2014.

[13] 陈启明. 骨关节医学与康复 [M]. 北京: 人民卫生出版社, 2015.

[14] 肖晓鸿. 假肢与矫形器技术 [M]. 上海: 复旦大学出版社, 2016.

[15] 舒彬, 孙强三. 骨骼肌肉康复学治疗方法 [M]. 北京: 人民卫生出版社, 2015.

[16] 张晓阳. 骨科术后康复指南 [M]. 北京: 人民军医出版社, 2015.

[17] 燕铁斌. 骨科康复评定与治疗技术 [M]. 北京: 人民军医出版社, 2015.

[18] 屈红, 秦爱玲, 杜明娟. 专科护理常规 [M]. 北京: 科学出版社, 2016.

[19] 潘瑞红. 专科护理技术操作规范 [M]. 武汉: 华中科技大学出版社, 2016.

[20] 易敏, 谭进. 急救护理技术 [M]. 上海: 第二军医大学出版社, 2016.

[21] 唐英姿, 左右清. 外科护理 [M]. 上海: 第二军医大学出版社, 2016.

[22] 翁素贞, 叶志霞, 皮红英. 外科护理 [M]. 上海: 复旦大学出版社, 2016.

[23] 刘梦清, 余尚昆. 外科护理学 [M]. 北京: 科学出版社, 2016.